慢病早治 36 计

主编　易诚青　罗秀军

山东科学技术出版社
·济南·

图书在版编目（CIP）数据

慢病早治36计 / 易诚青, 罗秀军主编. -- 济南：山
东科学技术出版社, 2024.6
ISBN 978-7-5331-8474-2

Ⅰ.①慢… Ⅱ.①易… ②罗… Ⅲ.①慢性病－
防治 Ⅳ.①R4

中国国家版本馆 CIP 数据核字 (2024) 第 095503 号

慢病早治 36 计
MANBING ZAOZHI 36 JI

责任编辑：张　琳

主管单位：山东出版传媒股份有限公司
出 版 者：山东科学技术出版社
　　　　　地址：济南市市中区舜耕路 517 号
　　　　　邮编：250003　电话：（0531）82098088
　　　　　网址：www.lkj.com.cn
　　　　　电子邮件：sdkj@sdcbcm.com
发 行 者：山东科学技术出版社
　　　　　地址：济南市市中区舜耕路 517 号
　　　　　邮编：250003　电话：（0531）82098067
印 刷 者：山东新华印务有限公司
　　　　　地址：济南市高新区世纪大道 2366 号
　　　　　邮编：250104　电话：（0531）82091306

规格：16 开（170 mm × 240 mm）
印张：12　　字数：155 千
版次：2024 年 6 月第 1 版　　印次：2024 年 6 月第 1 次印刷
定价：35.00 元

编委会

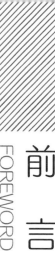

前言
FOREWORD

　　编撰《慢病早治 36 计》这样一本科普短篇集的想法，萌发于上海市浦东医院"组团式"帮扶医疗队的共同初心：既向大家介绍美丽的怒江州兰坪县，又向兰坪遥远的村寨介绍医学的进步。如能因此回答一些当地百姓对于常见多发病的医学疑问，甚或让其他地区的群众也能从中获益，则我们的喜悦不言而喻，这也不啻为另一种"双向奔赴"——发端于沪滇协作"山海情深"之中，携手在医学科普与大山大水之间。

　　兰坪白族普米族自治县地处"三江并流"世界自然遗产腹地，是全国唯一的白族普米族自治县，有白族、普米族、傈僳族、怒族、彝族等 14 个民族，少数民族人口占总人口的 94.9%，多元民族文化相互交融。兰坪位于滇西北横断山脉，山水相依，生态良好，拥有"三江并流"世界自然遗产云岭片区、箐花甸国家湿地公园、大羊场、富和山等景区景点。

　　然而，兰坪平均海拔 2912.7 米，大于 25° 坡度的山地占全县面积的63%，造成兰坪坡高路陡、出行困难，加之卫生资源匮乏、社会经济基础欠发达，当地百姓对于健康的需求尤为迫切。要改变这一困境，不仅要提升医疗综合服务能力，也应积极思考如何普及、引导与重建群众对于常见疾病的正确防治观念。

　　其中，做好慢病管理十分重要。慢病管理是指"对慢性非传染性疾病及其风险因素进行定期检测，连续监测，评估与综合干预管理的医学行为及过程"，简而言之，就是预防为主，提倡早发现、早诊断、早治疗。我国"十四五"规划中对慢病管理行业的发展作出了详细规定，各省市亦纷纷出台相关政策，对其监管与发展提出了更高的要求。

但慢病的管理，并不等同于"慢性患者"的管理。除了治疗方案外，它至少还包含以下两层含义：一是管理高危人群的宣传教育，在患病之前"治未病"；二是管理慢病患者对所患疾病的认识、心理状态与行为方式，即患病之后"自我管理"。我们有时看到，有的患者对慢病疏于管理，造成病情迁延甚至成为重症，给生存质量与家庭、社会带来了沉重负担，这些案例令人深感痛心。因此，实现慢病"久"治向慢病"早"治的转变，既是人民群众对于美好生活的愿望之一，也是我们通过本书希望实现的愿望。

既为《慢病早治36计》，则"一人计短、众人计长"。在过去近两年的时间里，我们积极组织上海市浦东医院医疗队、当地医疗专家、乡（镇）卫生院人员深入兰坪基层一线，进行疾病的咨询、筛查、诊断和一般治疗。同时，基于乡村实地调研，识别与研判兰坪高海拔地区慢性疾病谱特征与高发病种，并与医疗队专业特长相结合，最终完成本书的编撰工作。

受限于编者自身学识不足、专科诊疗覆盖面不够宽广，以及在兰坪工作还有待深入，书中观点与陈述容易失之偏颇，错漏难免，敬请大家批评与包容。在成书过程中，我们得到了上海市援滇干部联络组怒江小组、上海市浦东新区卫生健康委员会、兰坪县委县政府、兰坪县卫生健康局、上海市浦东医院等各单位领导、专家的关心支持与帮助，借此一并致谢！

"一次兰坪行，一生兰坪情"，祝愿沪滇协作情谊深远绵长，祝愿医疗卫生"组团式"帮扶事业深耕广收，祝愿兰坪人民健康幸福！

易诚青

2024 年 3 月 28 日于兰坪

目录

第 1 计　找到网球肘的"罪魁祸首" …………………………… 1

第 2 计　老寒腿不是冻出来的 ………………………………… 6

第 3 计　认识肩痛大家族 ……………………………………… 11

第 4 计　保护股骨头，缓解髋关节危机 ……………………… 16

第 5 计　赶走让人"发疯"的痛风 …………………………… 22

第 6 计　打造"硬骨头"，远离骨质疏松 …………………… 27

第 7 计　构建防御线，拦住骨关节结核 ……………………… 33

第 8 计　让突出的腰椎间盘"归位" ………………………… 39

第 9 计　颈椎的头等大事 ……………………………………… 46

第 10 计　呵护"小蝴蝶"，正确看待甲状腺结节 ………… 51

第 11 计　别把乳腺增生不当回事儿 ………………………… 56

第 12 计　爱护肝脏，警惕"沉默杀手" ……………………… 61

第 13 计　要胆不要"石" ……………………………………… 66

第 14 计　莫以"疝"小而不为 ……………………………… 71

第 15 计　"肠"通无阻，"大"事顺利 ……………………… 76

第 16 计　久坐久站小心"蚯蚓腿" …………………………… 81

第 17 计　吃喝要适量，小心急性胰腺炎 …………………… 86

第 18 计　修炼"菊花"宝典，不做"有痔"之士 ………… 90

第 19 计　让"好朋友"的拜访更加规律 …………………… 95

第 20 计　月经失调知多少 ……………………………… 101

第 21 计　寻找消失的"大姨妈" …………………………… 106

第 22 计　赶走多囊卵巢综合征 …………………………… 111

第 23 计　"好孕气"需要天时、地利、人和 …………… 116

第 24 计　小心妊娠路上的拦路虎——复发性流产 ………… 121

第 25 计　让子宫内膜不再"流离失所" ………………… 125

第 26 计　聊聊绝经那些事儿 …………………………… 130

第 27 计　激素替代治疗帮你轻松度过绝经期 …………… 135

第 28 计　击退脑卒中 …………………………………… 141

第 29 计　解读心脑血管疾病防治八大误区 …………… 146

第 30 计　提防"沉默的杀手"——高血压 …………… 152

第 31 计　得了冠心病，别慌 …………………………… 156

第 32 计　小斑块大问题，别让血管"生了锈" …………… 161

第 33 计　关闭"小闹钟"，改善脑供血不足 …………… 166

第 34 计　癫痫知多少 …………………………………… 170

第 35 计　手抖就是帕金森病吗？这个误解太深了！ ……… 175

第 36 计　拿走大脑中的"小锤子" …………………… 179

第1计

找到网球肘的"罪魁祸首"

常常有患者朋友来到骨科门诊，指着肘弯说："医生，快给我拍个片，痛得都没法儿拎东西了，我的骨头肯定坏了！"

有一次，患者是一位家庭主妇。她的肘关节外侧断断续续疼了好久，好不容易不那么疼了，结果出门买了点菜，拎回来后就又不行了，拧毛巾都很困难。

有一次，患者是一位厨师。他的肘关节外侧有个点，那段时间疼得特别厉害，整条胳膊都没力气，炒菜时连锅都端不起来，更别说颠勺了。

有一次，患者又是一位工人。他经常抡大锤，前几天肘关节上方开始疼痛，不管什么姿势都觉着不舒服，锤子也拿不动了。

这个时候，医生做完检查，一般不会让患者去拍X线片，很可能直接告诉患者："经过初步诊断，您这是患上网球肘了！"

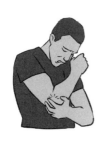

医生，我这里痛，
需要拍片吗？

不用拍片，
您这是患上网球肘了！

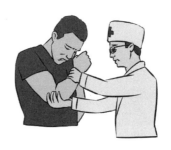

我根本不打网球，
怎么会得网球肘呢？

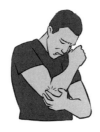

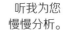

听我为您
慢慢分析。

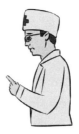

　　患者朋友听到医生这样说，十分诧异："不可能！看，这个最痛的点明明就在骨头上！您一定要给我拍片检查一下！"

　　当然，还可能在心里默默吐槽："肯定搞错了，我又不打网球，哪儿来的网球肘？这个大夫八成不靠谱……"

　　其实，不仅他们，乒乓球和羽毛球爱好者也会罹患网球肘；一点儿都不爱运动、成天宅在家里的小伙伴，不知为何得了网球肘；长期辛勤耕作的农民朋友，肘部总是隐隐作痛；爱织毛衣的阿姨手臂一直疼，被诊断为网球肘……

这些患者都有同一个疑问："我又不打网球，哪里来的网球肘啊？"

那么，网球肘的"罪魁祸首"真的是网球吗？且听我们慢慢分析。

认识网球肘——此"网球"非彼"网球"

1. 什么是网球肘？

网球肘的专业名称为"肱骨外上髁炎"，肱骨外上髁位于肘关节外侧略往上一点的骨突部位，因为是肌腱在骨骼的附着点，所以患者往往误以为此处疼痛便是得了"骨病"。

其实不然，肱骨外上髁炎是一种常见的过度使用综合征，常常是由于肘关节外上髁伸肌共同附着点受到重复或过度的牵拉造成的，主要表现为肘关节外侧隆起处（即肱骨外上髁）疼痛，尤其在做握拳、屈腕、拧毛巾等动作时疼痛明显。前臂伸肌肌腱在抓握东西（如网球拍）时产生收缩、紧张，过多使用这些肌肉会造成这些肌肉起点的肌腱变性、退化和撕裂。

如果自身结构薄弱，肌肉 - 肌腱顺应性差，就更容易产生和积累损伤，这就是为什么有的人运动不多，也会因为日常生活中的前臂屈伸、旋转等重复动作而引发网球肘。

2. 引起网球肘的危险因素

长期疼痛、手功能障碍，常常给患者的日常生活带来不良影响。对于容易引起网球肘的危险因素，如打网球或高尔夫球、从事握拳状态下重复伸腕的工作、肌肉用力不平衡、柔韧性下降、年龄增长引起的退变等，应该注意规避。

3. 如何进行自我检查？

（1）Mill's 征阳性：将肘关节伸直，腕部屈曲，做前臂旋前（握拳，掌心向下）动作时，肘关节外侧骨突处出现一个明显痛点或区域，有时向远端放射到前臂。

（2）腕伸肌紧张试验阳性：肘关节伸直并保持掌心朝下，腕关节做背伸动作（抬手腕）时，自己用另一只手给予患侧手阻力，诱发肘外侧明显疼痛。

（3）功能受限：有的患者手臂无法伸直，活动前臂时肘部出现弹响，发作时拧毛巾、拎重物、扫地、开瓶盖等生活动作也会感到困难。有的患者反复发作，局部还会出现肌肉萎缩。

4. 有必要拍 X 线片吗?

一般不需要拍片，必要时可通过 X 线片了解肘关节骨性结构是否正常、伸肌腱近端处是否有钙盐沉着，并排除合并的肘关节疾病。偶尔需要进一步鉴别诊断，或为完善手术计划，也可通过磁共振检查了解肌腱损伤的程度和范围。

治疗网球肘——网球打得更好了

1. 保守治疗是否有效?

保守治疗对绝大多数患者有效，仅有 10% ~ 15% 顽固性疼痛反复发作的网球肘患者需要手术治疗。保守治疗包括以下几种。

（1）休息：限制以用力握拳、伸腕为主要动作的腕关节活动。

（2）药物治疗：口服非甾体抗炎药，也可局部使用止痛贴剂。需要提醒的是，这一类止痛药不仅有短暂止痛的效果，还可以起到阻断局部炎症的作用，帮助控制疾病发展。

（3）使用护具：在前臂使用加压抗力护具，可以限制前臂肌肉的力量。

（4）局部封闭：在肘关节特定部位注射药物可以抗感染、止痛，需要由有经验的医师进行，准确封闭病变部位，并避免并发症。

2. 冷敷还是热敷?

急性期一般采取冰敷来减少局部炎症反应，并缓解疼痛。一般可以用冰袋置放在肘外侧，每天 4 ~ 5 次，每次 5 ~ 10 分钟，连续冰敷一周。注意，不要将冰块直接接触皮肤，以免冻伤。在度过了急性期，症状开始减轻时，可以改用热敷，促进局部炎症吸收并缓解肌肉紧张。

3. 动还是不动？

急性期一般建议制动，尤其是限制前臂旋前伸直动作，给损伤组织以修复的时间。这一阶段，可配合使用肘、腕部支具予以保护。

在慢性期阶段，需逐步恢复运动，并按医嘱进行加强伸腕伸肌群力量的训练。恢复性训练时，早期建议采用被动训练方法，以对侧健康手辅助进行，实现 1 ~ 2 kg 小重量、离心式训练。后期再按医生建议，循序渐进、逐步过渡到锻炼或日常活动所需要的手臂运动。

4. 打封闭针还是理疗？

可以先尝试理疗，其中体外冲击波治疗具有较为肯定的效果，可以改善局部血运，减轻炎症，对肌腱末端疾病的疗效较好。如果理疗效果欠佳，病情反复发作甚至加重，可以采用注射药物局部封闭的方式，该方式短期效果明确。有的患者打了"封闭"药物后可以治愈，但也有的患者会复发或效果不佳。

5. 何时手术最适宜？

一般认为，经过正规治疗半年至一年后，症状仍然严重影响生活及工作，可以采用手术干预。手术方法有微创关节镜手术和小切口手术，可清除不健康的肌腱末端组织，改善或重建局部血液循环，促进肌腱和骨愈合。随着近年来关节镜手术突飞猛进的发展，关节镜手术因其微创、安全、可直视、术后功能恢复快等优点，越来越受医生和患者的青睐。

归根结底，运动性疾病仍然需要从运动角度来预防。合理运动（包括日常生活动作）既能避免肘部肌肉与肌腱反复微小损伤以致最终发病，又能锻炼局部组织，减少受伤的机会。以网球为例，打球时纠正直臂击球的技术动作，使用支撑力较强的护腕、护肘，在练习或比赛时采用贴扎技术等方法，都可以有效降低网球肘的发病率。

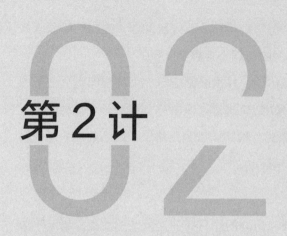

第2计

老寒腿不是冻出来的

春寒料峭，即便已经到了春天，气温依然像是坐过山车，时不时地来一波骤降。这不，楼下李大爷又在跟王大妈絮叨："我这老寒腿比天气预报还准，膝盖又开始隐隐作痛了！"。

楼上的李阿姨对着自己的女儿喊："今天降温了，快把秋裤穿上，小心老了得老寒腿！"

单位里，同事们见面的寒暄也变成了："今天穿秋裤了吗？""不敢不穿啊，怕老了得老寒腿呀！"

那么，啥是老寒腿呢？老寒腿是被冻出来的吗？除了老老实实穿上秋裤，"老寒腿们"又该注意些什么呢？

俗话说"冰冻三尺非一日之寒"，虽然老寒腿不是冻出来的，但也跟日积月累的病变有关系，且听我们细细讲来。

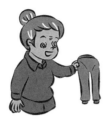

今天降温了，
快把秋裤穿上，
小心老了得老寒腿！

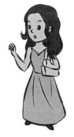

老铁，
今天穿秋裤了吗？

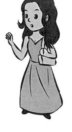

不敢不穿啊，
怕老了得老寒腿呀！

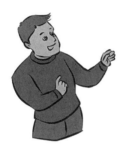

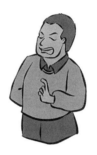

认识老寒腿——喜暖怕冷的膝关节

老寒腿，学名为膝关节骨性关节炎，简称为膝骨关节炎，是一种退行性疾病，临床症状以关节肿胀、疼痛、骨质增生与活动受限为主要表现。该病是一种以关节软骨变性、破坏与骨质增生为特征的慢性关节病，也被称为退变性关节病、老年性关节炎、增生性关节炎，和我们耳熟能详的"风湿性关节炎"没有关系。据悉，我国患有老寒腿的人目前已经突破了一亿大关，并且人数还在不断增加中。研究表明，骨关节炎在 40 岁以上人群中的患病率为 10% ~ 17%，60 岁以上则高达 50%，75 岁以上的人群中 80% 以上患有骨关节炎。由此可知，老寒腿的发病率随年龄增加而上升，好发于中老年人。

Tips 关于膝关节

膝关节是一个很特别的关节，不同年龄的人可能会出现不同问题，例如年轻人可能会因为运动过量或运动方式不当，导致膝关节劳损、十字韧带撕裂、半月板受伤；中年人可能因软骨磨损或体重超重，导致膝关节负荷过大；老年人常见的问题有功能退化、骨刺、骨骼变形、关节移位等。尤其是在气温骤降的时候，膝关节不好的人更是苦不堪言。

1. 老寒腿是怎么来的？

膝关节表面有一层 3 ～ 4 mm 厚的软骨，随着人体慢慢变老，每天走路、跑步、爬楼梯、搬重物等活动，让膝关节软骨不断磨损。在爬楼梯时，膝关节负重会增加到体重的 3 ～ 4 倍，也就是一个 50 kg 的人，爬楼梯时膝关节相当于要承受 150 ～ 200 kg 的重量，就好比扛了 3 个成年人。和走平地相比，爬楼梯时髌骨关节受到的压力也要高出 8 倍左右。

老寒腿最先从髌骨关节发生，就是膝盖骨（学名为髌骨）和后面的骨面形成的关节，大多数人的膝关节疼痛，最早也是出现在这里。这时，医生会诊断为"髌骨软化"，或更严重的髌骨关节炎。

到了 30 ～ 40 岁，膝关节软骨的自我修复能力变差，摩擦、撞击，可能会导致膝关节像月球表面的陨石坑那样，并遗留终生。膝关节周围包着一层淡红色、光滑的膜状组织，叫"滑膜"，可以分泌和吸收关节液，为关节提供一个润滑的活动环境。滑膜也会退化，还会长出一簇簇像珊瑚一样的增生物，这样的滑膜分泌和吸收关节液的能力不稳定，导致关节腔里的液体一会儿多、一会儿少。关节液少了，膝关节会僵硬；关节液多了，又会变得肿胀。这时，医生便会诊断为"滑膜炎"。髌骨软化和滑膜炎，都是骨关节炎的表现。

膝关节的血液循环比较差，寒冷容易刺激到神经丰富的滑膜以及软骨磨损后露出的骨面，从而引起疼痛。膝关节还是一个喜暖怕冷的关节，如果寒冷已经引起了膝关节的不适，或者双腿长时间感觉冰凉，秋裤该穿就得穿。

对于已经患有膝关节炎的人来说，保暖对缓解关节疼痛是有利的。可见，不是受凉导致了老寒腿，而是变成老寒腿之后，膝盖更怕冷了，寒冷还会引发或加重疼痛。因此，冬季保暖还是很重要的。看来，老妈喊我们穿秋裤是有原因的。那么，什么时候穿？觉得腿冷就要穿，别硬扛！

你可能会发现，老妈比老爸喊"膝盖疼"的次数更多。没错，女性骨关节炎的发病率要高于男性，特别是在绝经后明显增加。有过运动损伤的人群、长期负重或久站的人群、肥胖者、更年期之后的女性，以及骨质疏松、缺钙、遗传、有家族史的人群都是膝关节炎的高发人群。此外，年轻人也是会得关节炎的，如果年纪轻轻就经常感到关节疼痛，尤其是在天气变化时还会加剧，千万要重视，要及时咨询医生，进行诊断和治疗。

2. 老寒腿的初期症状有哪些？

膝骨关节炎的主要症状是疼痛及功能障碍，表现为膝关节疼痛常发生于早晨起床时，活动后疼痛减轻，但如活动过多，疼痛又会加重。此外，还包括关节僵硬，严重者关节不能直伸、肿胀，关节运动时有响声，触摸关节有发热感，行走困难等。

治疗老寒腿——三分治七分养

1. 得了老寒腿，是加强锻炼还是减少活动？

这是很多关节炎患者感到困惑的一个问题，如何掌握锻炼的"度"是其中的关键，而选择正确的锻炼方式是非常重要的。

患了膝骨关节炎后，锻炼方式很有讲究。建议停止跑步、登高等膝关节负重较大的活动，进行一些不负重的功能锻炼，这样就能在减少关节负担和磨损的同时，锻炼到关节周围的肌肉、韧带，从而稳定关节，改善症状。推荐游泳、散步与柔韧性训练。

对于膝骨关节炎患者而言，游泳是一项几乎没有负重的运动项目，尤其适合不宜负重锻炼的患者。夏季是最适合游泳的时期，中老年朋友不妨多尝试。

但是，如果合并冠心病、慢性阻塞性肺疾病等影响心肺功能的慢性病，一定要在专科医师的评估下确定是否可以游泳。

2. 如何治疗老寒腿最有效？

患病后，膝关节会反复疼痛，逐渐加重，如果不能采取正确有效的防治措施，最终可能导致残疾。针对膝骨关节炎，阶梯治疗是最基本也是目前最先进的治疗理念，不同阶段的患者可采用不同的治疗方式，从最初的功能锻炼到药物治疗、注射治疗，再到微创修复手术，最后才是关节置换。

对于早期的膝骨关节炎，以保守治疗为主，联合运用药物、理疗、功能锻炼、支具等方法。急性期发作的中老年患者，在合理锻炼的前提下，可以选择合适的护膝，这些对控制膝骨关节炎的发展颇有益处。

疾病发展到一定阶段，药物起效甚微时，手术治疗是最佳的选择。当关节间隙狭窄、关节畸形或症状严重时，需要采取关节置换手术。随着材料学与外科技术的进步，膝关节置换在西方和我国发达城市早已成为关节外科最常规的成熟手术。很多人以为，关节置换就是把整个关节去除后换上人工关节。其实并非如此。在关节损伤不是很严重、范围较局限的时期，及时采取手术治疗，可以保住部分关节，只需磨除损毁部分的关节软骨后用人工材料代替，比如单髁置换。其手术创伤小，只磨除内侧部分受损关节，术后恢复快，很多高龄老人都可进行。

老寒腿"三分治，七分养"，目前没有一种药物能完全治好膝骨关节炎，要想缓解症状，就要有打持久战的心理准备，不能急于求成。

第3计

认识肩痛大家族

天气越来越冷，李奶奶肩膀疼的老毛病又犯了。每天早上醒来，她都感觉右侧肩膀僵硬疼痛，动都动不了，梳头时抬不起胳膊，穿衣服更是困难。李奶奶琢磨着，这准是肩周炎又犯了。只不过，以前犯了肩周炎活动一会儿就能缓过来，这次怎么感觉不一样了呢？

到了医院，医生仔细询问了李奶奶发病的经过，并给她做了磁共振检查。李奶奶惊讶地发现，医生给自己的诊断是"肩关节退行性改变、肩袖损伤"，并不是自己以为的肩周炎。

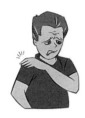

医生，我肩周炎犯了，
肩膀僵住了，动不了，
还很疼！

你需要做个
磁共振检查。

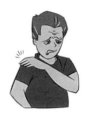

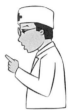

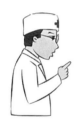

磁共振没有显示
肩关节退行性改变
或者肩袖损伤，
不是你以为的
肩周炎发作。

一直都是肩周炎，
怎么这次不是了呢？

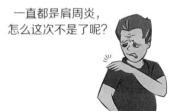

那么，什么是肩周炎？什么样的肩膀疼是肩周炎，什么样的疼痛又不是呢？其实，"肩膀痛"这个症状里藏着一个"大家族"呢！我们常常念叨的肩周炎，就是肩痛大家族里的小小一员。

什么是肩周炎

肩周炎全称是肩关节周围炎，因多发生于50岁左右的中年人，又有"五十肩"之称，是肩关节周围肌肉、肌腱、滑囊等软组织的慢性炎症、粘连，引起的以肩关节周围疼痛、活动障碍为主要症状的疾病，故也称为"冻结肩"。

肩周炎不是一个独立的疾病，而是经常伴随其他肩关节疾病出现。因此，在发觉肩关节疼痛、活动受限后需要早期就医，并进行磁共振或其他影像学辅助检查，全面发现肩关节问题，才能够准确地进行治疗。

肩膀痛到底是咋回事儿

大家可能会问，谁还能不知道肩膀痛是咋回事呀。其实不然，肩膀的疼痛性质并不相同，病因也不相同。有时，困扰我们的不仅仅是某一个部位的疼痛，而是一个症候群，总觉得身体不舒服却又说不出来具体表现。今天，我们就为大家好好说说"肩膀痛"。

1. 肩痛的来源：肩痛不限于"肩"痛

肩痛与很多因素有关，有的是组成肩关节的骨骼或者软骨有问题，有的是肩关节周围软组织有问题，有的则和肩关节无关。所以，我们有时会被大脑"欺骗"，所感受到的疼痛部位并不一定就是我们想象的"肩"。这种肩痛的自我感知并不清晰，它可以来源于肩本身，也可以来源于肩关节以外的疾病，因此需要准确的定位来帮助诊断和治疗。这是第一个容易陷入的误区。

一般来讲，肩痛的来源有三类。

第一类，肩关节结构或功能异常导致的骨软骨损伤。所谓结构异常，通俗来说，就是肩关节里"多了点东西""少了点东西"或者"位置不对"；这一类肩痛，人们常称之为"骨头疼"，包括肩关节骨关节炎、发育不良、脱位、创伤后畸形愈合、剥脱性骨软骨炎等。

第二类，附着在肩关节上的肌腱、韧带、关节囊受损或神经受到卡压，而产生的软组织来源或神经源性疼痛，常被俗称为"筋疼"，常见的有肩袖损伤、肱二头肌腱损伤、肩胛上神经卡压综合征、韧带撕裂等。

第三类，肩关节以外的疾病，如颈椎病或者心脏病。因为神经支配或投射的关系，在感知上会产生肩痛的错觉，其实肩关节并没有问题。这一类只能称为感觉疼，它的意义在于拉响了身体其他重要器官疾病的警报。

2. 肩痛的性质：肩痛不等于"肩痛"

每一位患者的肩膀痛都需要仔细甄别性质，才好对症施治。肩痛可能与肩关节退行性病变、肩部的慢性劳损、急性外伤、受凉、感染及活动减少等因素有关。颈椎病所造成的肩部神经营养障碍也可能是一种致病因素。

因此，肩痛的性质也可以大致分为三类：急性外伤、慢性退变和炎症。前两者可以理解为游戏中的"物理攻击"，其中慢性退变性损伤常常不可逆；后者则近似于"魔法攻击"，比如细菌性感染、结核、痛风或无菌性炎症，早期可逆；其他还有一些属于一过性、可自我恢复的疼痛，如肌痉挛等。了解了肩痛的性质，我们就可以针对性建立"物防"或"魔防"，把握治疗时机，为肩关节"回血"。

3. 肩痛不止于肩"痛"

肩痛往往以一组症候群的形式出现，如果大家仅仅关注疼痛，而忽视了伴随症状，就可能带来一个严重的后果：当肩膀终于不疼了的时候，还没来得及长舒一口气，就可能发现因为粘连、僵硬等，胳膊抬不起来了！所以，除了要治疗疼痛，我们更要关注肩关节功能相关的其他症状和体征。

（1）疼痛：严重者稍一触碰便疼痛难忍，夜间疼痛尤甚，夜不能眠或半夜痛醒，多不能卧向患侧，疼痛可牵涉颈部、肩胛部、三角肌、上臂和前臂背侧。

（2）活动受限：也就是常说的"肩膀僵住了"，表现为肩关节活动逐渐受限，外展、上举、外旋和内旋受限，严重者不能完成提裤、扎腰带、梳头、摸背、穿衣和脱衣等动作，以致影响日常生活和劳动。

（3）肌肉萎缩：可能会看到自己的"胳膊变细了"，以三角肌最明显。

肩膀痛应该怎么办

1. 一般治疗

一般治疗主要是解除肩周肌肉紧张和改善局部血液循环，常采用局部按摩、理疗、外用搽剂、敷贴剂、热敷、针灸等。适用于轻型和病情早期。

2. 阻滞疗法

诊断明确后，借助触诊或肌骨超声引导，准确定位痛点和病变组织，可以对局部神经予以阻滞，起到减轻疼痛或炎症的作用。主要采用肩胛上神经阻滞、腋神经阻滞、肩关节周围痛点阻滞、关节囊内注药阻滞及星状神经节阻滞。通过神经阻滞及抗干扰药物，一方面阻断肩关节"疼痛—肌肉缺血—疼痛"所致的恶性循环，解除疼痛，改善局部微循环血运；另一方面，促进炎症吸收和组织修复，恢复关节功能。

3. 手术治疗

病程长、活动功能明显障碍的患者，经上述治疗后，疼痛及活动功能改善不理想者或确诊有结构性损伤者，需进行手术治疗，在关节镜下进行松解、缝合、重建等一系列治疗。手术可以完全松解粘连的肌肉、肌腱等软组织，对结构缺失或异常部分予以修复重建，在肩关节镜下还可以发现一些磁共振检查未能检出的病变，术后配合及时的功能康复，可达到满意的疗效。

4. 功能锻炼

功能锻炼是提升肩关节疾病疗效，并预防"肩膀痛"复发的重要方法，尤其是在手术治疗后，需要采用系统性、分阶段、个性化的康复方案，才能获得最理想的治疗效果。

此外，单纯肩周炎的发生率其实并不高，大多数合并有其他肩关节疾病。锻炼虽好，时机更佳。盲目的锻炼只会加重部分患者的损伤程度，使原本有机会保守治疗的患者进入手术室。

关于肩膀痛这个大家族，有太多的内容要讲，但最重要的是认识肩膀痛的一些重要误区，以避免踩坑。部分老年患者过度相信自我锻炼、手法松解、针刀等方法，延误了治疗时机，或者接受了不恰当的治疗，甚至因治疗手法粗暴，反而引发骨折等严重后果。

提醒患者朋友们，出现肩关节长期反复疼痛，明确诊断才是第一要务！通过医生的仔细检查，必要时进行磁共振检查等影像学辅助诊断，才能找准目标，解决问题。

第4计

04

保护股骨头，缓解髋关节危机

　　我们都知道，髋关节在人体的负重功能上起承上启下的作用，属实是"挑大梁"的！但在临床上经常遇到一些年轻病友，30岁不到就被诊断为"股骨头坏死"，甚至已经出现跛行和明显的髋关节疼痛，严重时无法行走，以至于生活都难以自理，令人十分惋惜。

　　于是，我们不禁会产生这样的疑问：好好的股骨头怎么就"变坏"了呢？在它"变坏"之前，就不能好好"劝劝"它吗？如果已经"变坏"了，它还有"改过自新"的机会吗？

　　其实，股骨头坏死完整的名称是"股骨头缺血性坏死"。为什么股骨头会缺血呢？与下面这两点有关。

　　一是因为股骨头的血液供应很特别。不同于其他关节血供丰富的特点，股骨头在成年后虽然也有多个分支血管供血，但"看上去很美"，实则发挥关键作用的仅有一根：旋股内侧动脉。这就导致一旦因为各种原因导致这根血管"变坏"了，其他的血管便只能望洋兴叹，实在帮不上大忙。股骨头得不到及时的滋养，于是就慢慢"变坏"了。

二是因为这条宝贵的"独苗苗"血管，在解剖位置上也不让人省心，外伤或其他损伤极易损伤这一重要的股骨头血供，让本就不富裕的血液供应雪上加霜，导致股骨头缺血坏死。

明白了这两点，我们也就明白了：保护血管，才是保护股骨头不"变坏"的核心因素。

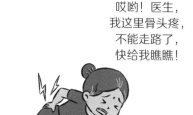

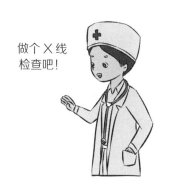

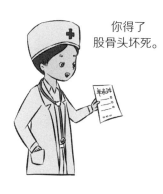

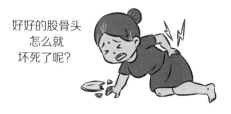

为什么股骨头会缺血性坏死

股骨头坏死的原因很多，甚至很多是没有原因（特发性的）的，以现有的技术手段并不能找到"背锅"的。其中，已经被证实的可能原因包括以下几种。

1. 创伤性因素

早年有髋关节骨折或脱位，虽然经过漫长的等待，骨头长好了，可是骨折瞬间破坏了股骨头的血供，股骨头缺血的致病因素已经产生，不可避免地逐渐走向坏死。

2. 激素性因素

有些患者曾经因为疾病应用过激素，虽然病好了，激素对于疾病治疗也起到了积极的作用，但激素对股骨头特别"不友好"，它会对血管内壁造成损害，时间久了便可能导致缺血性坏死。更糟糕的是，这种损伤效应存在剂量依赖性特点，即用量越多、时间越长，这种损害在将来便越明显。因此，务必杜绝滥用激素，应在医生指导下严格掌握使用指征与剂量。那么哪些是激素呢？地塞米松、倍他米松、可的松、甲泼尼龙等都属于激素。

3. 酒精性因素

现在还不明确股骨头缺血性坏死与酒精摄入量的直接关系。但不可否认，许多股骨头坏死的患者都有长时间喝酒史。尤其是酗酒人群，发生股骨头坏死的风险大大增加。它和激素性坏死在原理上有类似的地方，酒精一样会造成血管的明显损害。

4. 免疫性因素

自身免疫系统存在基础性疾病，比如系统性红斑狼疮、类风湿性关节炎、强直性脊柱炎等，都会影响血管系统的健康。

5. 发育性因素

先天或发育过程中存在的疾病，如髋关节发育不良。

6. 其他因素

有的是能找到原因的，比如减压病，此为潜水运动员常见的股骨头坏死原因；有的是找不到原因的，称为特发性股骨头坏死。

股骨头缺血性坏死如何早期发现

既然股骨头缺血性坏死的原因关键在缺血，那么咱们能不能尽早发现，去除病理性因素，别让它的血液供不应求呢？要实现这一目标，首先必须认识股骨头坏死的早期症状。

1. 疼痛

早期常为间歇性，进展后持续存在，行走活动后加重。多为针刺样、钝痛或酸痛不适，但早期常常疼痛感觉深在，定位不清晰，最常感觉到腹股沟区或臀部后侧不舒服，有时大腿内侧、膝内侧也会伴有疼痛或麻木感。

2. 关节僵直与活动受限

很多患者早期疼痛并不明显，而是先感觉到患髋关节屈伸不方便，下蹲困难，不能久站或久坐。最早期的时候，往往表现为外展、外旋活动受限，这和负重区先受累有关。

3. 跛行

早期由于疼痛导致间歇性跛行，中晚期股骨头塌陷导致行走更为困难。

一般来说，如果髋关节持续疼痛超过 2 周，或者反复发作的疼痛超过 2 个月，就需要来医院就诊。除了专科医生详细的查体，影像学检查也有重要的辅助诊断价值。

Tips 了解影像学检查

X 线 常用且简单直观，可以反映股骨头坏死的范围、部位以及继发骨性改变，但对早期的股骨头缺血性坏死诊断不敏感。

CT 同样对早期的股骨头坏死诊断不敏感，但可以准确地反映塌陷的情况，对股骨头整体骨性改变成像比较全面。

磁共振 对于股骨头缺血性坏死早期的诊断有特异性，可结合临床表现确诊早期股骨头坏死，被誉为股骨头缺血性坏死诊断的"金标准"。

股骨头缺血性坏死能不能早期治疗

1. 保守治疗

对于早期的股骨头坏死可以采用保守治疗，口服非甾体抗炎药，消除可能导致股骨头坏死的致病原因，尤其对于缺血性因素应尽量避免。同时，减少活动和负重、避免体力劳动，以减少进展期股骨头塌陷的风险。

2. 减压手术

针对股骨头缺血性坏死的局部病理特征——骨内压增高，"髓芯减压术"是早期股骨头坏死保头治疗最常用的方法之一，一般用于治疗 1、2 期股骨头未塌陷的患者。髓芯减压术可降低骨内压，增加股骨头内的血液供应，阻断高压－缺血的恶性循环，同时可刺激减压隧道内的新骨及血管生成。

3. 植骨手术

解决股骨头缺血性坏死另一个重要病理特征——骨吸收，可用"造梁"的方式。在骨坏死之后，局部骨组织会出现吸收软化，失去正常的力学"担当"。髋关节作为重要的承重关节，股骨头在行走或负重时继发塌陷以及形态改变，可进一步加剧关节损害。为此，可通过移植其他部位的骨组织，给"摇摇欲坠"的股骨头再"造个梁"，以延缓疾病进展。

4. 截骨手术

股骨头坏死早期并不会立刻发生在股骨头的各个部位，而是首先影响到负重的那一小部分区域。这个时候，其他部位相对健康或病情发展较慢，如果直接置换，太过可惜。因此，外科医生们想了一个办法，采用截骨手术给股骨头负重区"掉个个儿"，让相对健康的部位先顶上，争取更长的股骨头寿命。

5. 关节置换

这是股骨头坏死的终末期治疗方法，相当于房子塌了，再建个新房。髋关节置换手术历经数十年的发展与考验，其疗效是非常肯定的，最大的遗憾是关节假体仍然不能实现终生使用。

　　说一千道一万，对于股骨头缺血性坏死这种明显影响功能与生活质量的关节疾病，最重要的仍然是早期预防与早期处理，其中，发现与规避危险因素尤为重要。因此，从今天开始，就让我们戒烟以及控制体重和血脂吧！

第5计

赶走让人"发疯"的痛风

痛风发作突然,疼痛剧烈,痛得让人想"发疯",而疼痛消失又往往出人预料,来去如风。那么,痛风究竟是一种什么样的疾病呢?

什么是痛风

痛风是一种尿酸代谢障碍疾病,男性多发,易发生关节炎症,还可因尿酸盐在关节外软组织内沉积形成痛风石,在肾脏内沉积可导致肾功能损害,严重者可因肾衰竭而死亡,不可小觑。痛风性关节炎是痛风的临床表现之一,其特点为急性关节炎的反复发作伴高尿酸血症,晚期可因慢性关节炎、骨破坏和痛风石形成而产生关节畸形及功能障碍。

各种原因所致血尿酸增高是痛风性关节炎发生的主要原因,尿酸盐晶体刺激可产生促炎症细胞因子,导致痛风性关节炎的发生。

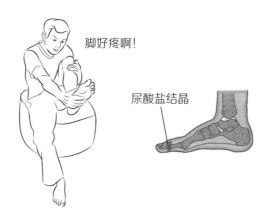

脚好疼啊！

尿酸盐结晶

血尿酸的正常值是多少

痛风发病与血尿酸增高的程度密切相关。尿酸盐的溶解度约为356 μmol/L，达416 μmol/L 时已为超饱和浓度，尿酸盐晶体即可在组织中沉积而出现痛风症状，包括痛风性关节炎。血尿酸正常上限为男性416 μmol/L，女性356 μmol/L。

痛风性关节炎会遗传吗

原发性痛风属于遗传性疾病，青年人多见，为黄嘌呤 - 鸟嘌呤磷酸核糖转移酶缺乏和磷酸核糖焦磷酸合成酶活性过高引起，或是特发性多基因遗传性肾排泄功能不全所致尿酸增多而引起。

继发性痛风非遗传性疾病，与多种因素有关，如血液病、恶性肿瘤进行化疗可增加尿酸的合成，噻嗪类利尿药、呋塞米、烟酸等药物可抑制尿酸从肾脏排泄。

痛风性关节炎有哪些临床表现

突发的单关节急性炎症，红、肿、热、痛极为明显。常发生在晨起时，且前日多有饮酒、高嘌呤食物摄入或过度劳累等病史。首次发病大约80% 在跖趾关节，急性炎症消退后局部皮肤常出现脱屑和瘙痒。如首次发作未予以重视，在数月或 1～2 年后将有类似情况再次发作。以后发作次数逐渐增多，间隙期缩短，且受累关节也不断增加。发展到慢性期则可在关节旁或耳、鼻软骨处出现痛风石，破溃后流出牙膏样白色尿酸盐粉状或糊状物。高浓度的尿酸盐中细菌难以生长，少有感染。此时 X 线片上可见关节边缘骨质呈凿样缺失，边界硬化，软组织中有高密度的尿酸盐团块影。

老年痛风性关节炎有什么特点

受累关节增多，痛风性肾脏损害多见。痛风所致肾脏损害包括三种情况：①痛风性肾病：尿酸盐沉积在肾髓质间质、锥体和乳头所致，主要表现为多尿、蛋白尿、脓尿或血尿；②急性肾小管内尿酸盐沉积：继发于血液病化疗，可产生急性肾衰竭，此时的尿酸 / 肌酐比值大于 1，这有利于与其他原因导致的急性肾衰竭相鉴别；③痛风性肾结石：痛风患者发生肾结石的概率较正常人高 1000 倍，这与尿酸排出增多及尿的 pH 值较低有关。

怀疑痛风性关节炎，应该做哪些检查

1. 血尿酸

一次性血尿酸增加不等于痛风或痛风性关节炎，但提示存在潜在性风险，须连续监测（在控制高嘌呤食物情况下）。通常，继发性痛风性关节炎患者的血尿酸高于原发性痛风性关节炎患者，但在有的情况下，急性发作期血尿酸水平反而低于发作的间隙期。

2. 尿尿酸

可以分辨血尿酸增高是由于尿酸生成过多还是排泄障碍所致，或二者兼有。正常 24 小时尿尿酸排出量应小于 600 mg，如血尿酸高而尿尿酸正常，则提示排泄障碍；如血、尿尿酸均增高，则提示尿酸生成过多。

3. 滑液

在偏振光显微镜下可见到具有双折光的尿酸盐针状晶体，是确诊本病的可靠依据。

如何诊断是否得了痛风性关节炎

有慢性关节炎伴痛风石者，以及急性关节炎期有典型关节症状发作伴高尿酸血症者即可诊断本病。偏振光显微镜下能在关节滑液中找到呈强双折光的尿酸盐针状晶体者，则诊断无疑。

痛风性关节炎应与哪些疾病相鉴别

痛风性关节炎中、老年人多发，男多于女，常染色体显性遗传，常累及跖趾、掌指关节，骤然发病，间歇发作，疼痛剧烈，病程1周左右。滑液中有尿酸盐晶体，X线检查显示凿样骨缺损，血尿酸明显升高。以下一些疾病与痛风性关节炎发病类似，需加以鉴别。

（1）焦磷酸盐关节炎：滑液中为焦磷酸盐结晶，X线检查显示软骨钙化，血尿酸无升高。

（2）磷灰石沉积症：滑液中为磷灰石，X线检查显示软骨钙化，血尿酸无升高。

（3）类固醇晶体关节炎：累及被注射关节，滑液中为类固醇晶体，X线检查显示软骨钙化，血尿酸无升高。

（4）拇囊炎：老年女性多发，有拇外翻畸形，仅局限在关节内侧，与局部应力增加有明显关系。伸趾时不痛，血尿酸无升高。

（5）牛皮癣性关节炎：约20%的牛皮癣性关节炎患者血尿酸增高，但关节炎症与典型皮肤损害共消存，是与痛风性关节炎的鉴别之处。

得了痛风应该注意什么

（1）饮食控制，忌酒（特别是啤酒），禁食动物内脏、鱼、虾、蟹等高嘌呤食物，控制食用油腻食物和发酵食品。肥胖患者应减肥。

（2）多饮水，保证每日尿量在2000 mL以上，同时服用碳酸氢钠碱化尿液（维持pH值在6.5左右），以利于尿酸盐排出。

（3）急性期应注意休息，避免各种刺激，抬高患肢，炎症局部予以冷敷。

（4）治疗伴发疾病如冠心病、高血压、高脂血症、糖尿病等。

痛风患者如何合理使用药物

急性期以抗感染治疗为主。

（1）秋水仙碱，首选的特效药物，其不改变血中尿酸水平，对控制痛风性关节炎症状有特异性，故也是一种关节炎鉴别诊断方法。

（2）非甾体抗炎药，均有明显效果，属对症治疗。

（3）肾上腺皮质类固醇，用于秋水仙碱失效的患者，应同时辅以秋水仙碱（1 mg/d），以减少停药后的反跳现象。

（4）避免肾上腺皮质类固醇关节内注射，以免类固醇晶体引起严重关节炎症。

（5）不宜使用降尿酸药物，因血尿酸下降可促使痛风石溶解，增加关节内不溶性晶体数量，从而加重关节炎症。

在慢性期或间隙期，可行抑制尿酸合成和加速尿酸排泄的治疗方法。

（1）排尿酸药物有丙磺舒、苯溴马隆及磺吡酮等。

（2）抑尿酸合成药物为别嘌呤醇。

使用以上两类药物应注意从最小剂量开始，逐渐加量到控制血尿酸在正常值为止，摸索出适合个人的最小有效维持量。此外，用药期间必须定期检测肝、肾功能和血常规。

痛风必须早诊断、早治疗

痛风患者有因肾衰竭而死亡者，主要是未能早期诊断、早期治疗之故。早期诊断，合理使用药物，不但可有效控制急性炎症发作，预防复发，还可持续降低血尿酸水平，抑制痛风石形成，并促使已有的痛风石溶解。经过正确处理的痛风患者寿命并不低于正常人群。

06

第6计

打造"硬骨头"，远离骨质疏松

人过五十，觉得骨头好像"变脆"了，尤其是女性朋友，不小心摔了一跤，手在地上撑了一下，手腕就骨折了；跌倒了一下，股骨颈就骨折了；更有甚者，只是坐车的时候被颠了一下，腰椎就骨折了。这是什么原因呢？

其实，这些都是骨质疏松引起的。下面我们就来认识一下骨质疏松症，并学会如何治疗和预防，让自己的骨头成为"硬骨头"。

什么是骨质疏松症

骨质疏松症是以一种骨量减少、骨组织微结构破坏导致骨脆性增加和骨折危险性增加为特征的全身性骨骼疾病。

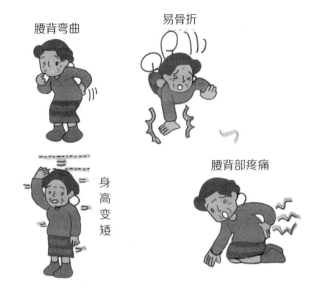

腰背弯曲　　易骨折

身高变矮　　腰背部疼痛

什么是骨质正常、骨质减少、骨质疏松

骨质正常、骨质减少、骨质疏松是根据骨密度来判定的，世界卫生组织根据骨密度测定数值，制定了以下标准。

骨质正常：T值在 +1SD ~ -1SD 之间；骨质减少：T值在 -1SD ~ -2.5SD 之间；骨质疏松：T值为 -2.5SD 或更少。

T值为检测者与正常人群的骨密度值相比得出的标准差，以正负号表示高出或低于正常值，正常范围为 -1SD 到 +1SD。

原发性骨质疏松与继发性骨质疏松

1. 原发性骨质疏松

原发性骨质疏松主要指退行性骨质疏松，还包括少年性及特发性骨质疏松，后者系发生于中青年、原因不明者的骨质疏松。原发性骨质疏松又分为：Ⅰ型，即绝经后骨质疏松；Ⅱ型，即老年性骨质疏松。

2. 继发性骨质疏松

继发性骨质疏松由其他原因引起，包括继发于疾病如成骨不全、类风湿性关节炎、甲状腺功能亢进等，继发于药物如糖皮质激素、维生素 A、肝素等。

骨质疏松应该做哪些检查

1. X 线检查

常规 X 线检查能清晰显示骨质疏松时骨量至少已丢失 30% 以上。该项检查对诊断早期骨质疏松意义不大，但有助于与其他疾患鉴别，现已被更敏感、更可靠的骨密度测定方法取代。

2. 骨密度测定

双能 X 线吸收仪 (DXA)、高分辨率 CT 技术 (HRCT) 是目前广泛应用的骨密度测定方法。

3. 实验室检查

（1）骨形成指标：碱性磷酸酶、骨钙素、前胶原 / 前肽。

（2）骨吸收指标：羟脯氨酸、吡啶诺林、抗酒石酸酸性磷酸酶。

如何预防骨质疏松

女性从 60 岁左右，直到死亡，因骨质疏松发生一处和多处骨折的概率为 25% ~ 50%，因此从年轻时就应注意维持骨量，减少骨量丢失。

1. 保持骨量相对稳定

对于年轻女性，预防骨质疏松的主要方法有两种：一是提高峰值骨量、增强肌力和骨强度；二是养成良好饮食及生活习惯，使骨量相对稳定。为此，应有规律地、积极地进行体育锻炼，避免吸烟、摄入过多酒精。要有适当的钙量摄入，一般每日宜 800 ~ 1000 mg。

对于绝经前后的女性，骨量相对低者应尽可能防治骨量过度丢失，有效方法是使用雌激素和增加钙供应。另外，应控制服用影响钙利用的药物或营养品，如含铝的制酸药。长期严格素食或低盐饮食者更应注意钙的补充。

2. 加强运动锻炼

在防止骨质疏松上，不管采用何种药物，均不可忽视运动锻炼的作用。坚持锻炼比如行走，即使运动量轻微，也能增加肢体的反应灵敏度，对防止摔跌、预防骨折发生有一定益处。一般认为，为提高锻炼所获得的骨量，必须提高荷载水平，否则将丧失锻炼所获得的正面作用。持久的锻炼可增加绝经后妇女骨量，但必须根据个体情况制定强度和规划时间，否则会造成伤害。在评估锻炼效果时，骨密度监测绝非仅有的指标，应考虑受试者的骨强度，包括综合肌力及关节活动度。

骨质疏松的药物治疗

减少骨吸收的药物

1. 性激素补充疗法 (HRT)

绝经前后妇女卵巢功能减退，内分泌失调，最终导致雌激素不足，雌激素不足是造成骨质疏松及心理和器官功能失调的重要原因。HRT 是缓解病因的首选疗法。常用天然雌激素为雌二醇(E_2)。选择性雌激素受体调节剂(SERM)常用的有他莫昔芬、雷洛昔芬。

2. 降钙素

降钙素由于具有可抑制破骨细胞活性作用，已被广泛应用于以骨吸收增加及骨量丢失为特点的原发性及继发性骨质疏松症。

3. 二膦酸盐

目前阿仑膦酸钠最常用，可促进钙平衡，抑制骨吸收和增加骨矿含量。

促进骨形成的药物

1. 氟化物

骨质疏松患者给予氟化物如氟化钠可促进骨形成。

2. 甲状旁腺激素片段 (PTH1-34)

骨质疏松患者短周期应用重组人甲状旁腺激素可使骨量增加。

3. 雄激素

男性有性腺功能低下者骨量可减少，给予睾酮替代治疗，可增加皮质骨及小梁骨密度。

钙剂及维生素 D 的应用

1. 钙剂

钙是身体内第五位重要的无机元素，对骨的健康发育和维持非常必要。补钙可延缓骨丢失，减少骨折发生率，并可抑制因缺钙继发甲状旁腺功能亢进而引起的骨质疏松，绝经后妇女和 65 岁以上老年人每天宜摄入 1000 ~ 1500 mg 的钙。

2. 维生素 D

维生素 D 对骨代谢的作用一是增加钙、磷吸收，增加骨的矿化，间接抑制甲状旁腺激素的生成与分泌，直接抑制甲状旁腺的增生及甲状旁腺激素的合成与释放，使骨吸收下降。另一作用在于增加骨基质蛋白，包括Ⅰ型胶原、骨钙素和骨桥蛋白的质量，促进转化生长因子和胰岛素样生长因子的产生与激活，维持正常骨重建过程，从而增加骨量及改善骨质量。

活性维生素 D 对女性绝经后骨质疏松症及男性老年性骨质疏松症有良好疗效。骨质疏松症常合并不同程度维生素 D 缺乏，表现为亚临床型骨软化，给予小剂量维生素 D 有助于保留骨量、纠正骨软化及降低骨折率。活性维生素 D 及其衍生物对于年龄相关的骨重建及骨形成缺陷起积极作用，不会抑制和影响骨重建。活性维生素 D 制剂也适用于低转换率骨质疏松症，在用药过程中应经常监测血、尿钙水平，以防剂量过大引起高钙血症及高钙尿症。

骨质疏松症的外科治疗

对骨质疏松性脊椎压缩性骨折，或骨质疏松引起明显后凸畸形者，如一般情况及各项检查良好，亦可考虑行椎体成形术或脊柱后凸成形术。手术可经椎弓根或其他途径进针，当探针进入患椎后，置入可膨胀骨球囊，通过球囊的膨胀，在容积、影像及压力监控下使患椎椎体复位。然后缓慢低压注入骨水泥或其他生物材料来固定骨折部位。椎体成形术不仅能使压缩骨折撑开一定程度，而且能够减少脊柱畸形及脊柱后凸，70% ~ 90% 的患者疼痛减轻。术后可出现骨水泥渗漏，但一般不会出现并发症。文献报道有引起肺栓塞、神经根病甚至脊髓受压者，因此需严格掌握适应证，操作宜在严密监控下进行。

Tips

骨质疏松重在预防，年轻时应加强锻炼，增加骨量储备，均衡饮食。老年人骨质疏松应早发现、早诊断、早治疗，避免骨量快速流失，导致骨质疏松性骨折。

07

第7计

构建防御线，拦住骨关节结核

在部分地区，尤其是医疗水平不发达地区，骨关节结核仍然十分常见，常造成严重畸形和功能障碍，危害人体健康。如何早期发现、治疗骨关节结核，将结核"结果"在萌芽状态，是我们需要学习和关注的话题。

什么是骨关节结核

结核杆菌经呼吸道或消化道侵入人体，形成原发灶，经淋巴、血行播散到全身脏器，特别是网状内皮系统，包括骨关节。其后多数病灶被吞噬细胞消灭，极少数病灶潜伏下来，当人体抵抗力低下，病灶中的结核菌便会繁殖，破坏骨关节，引起功能障碍。

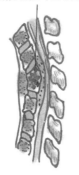

腰椎结核（分枝杆菌）

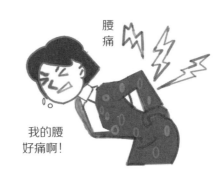

腰痛

我的腰
好痛啊！

骨关节结核好发于哪些部位

骨关节结核好发于脊椎，约占全部病例的 50%，其次为髋关节、膝关节和肘关节等，大多发生在负重大、活动多、易遭受慢性劳损的部位，如腰椎、胸椎椎体以及长骨端等部位。

骨关节结核有哪些临床表现

1. 全身症状

倦怠、食欲减退、午后低热、盗汗和体重减轻等。

2. 局部症状

关节功能障碍、局部疼痛、肿胀。晚期脓肿移行至体表，由于缺乏红、热、压痛等急性炎症表现，被称为寒性脓肿或冷脓肿。脊椎脓肿可侵入邻近的空腔脏器如食管、肺、胸腔或肠道，形成瘘管；体表的脓肿可穿破皮肤形成窦道，时间久了可继发感染；胸椎结核沿肋间神经出现放射痛；腰椎结核刺激腰丛神经引起腰腿痛等。单纯骨结核或滑膜结核发展为全关节结核时疼痛加重。

为了减轻局部疼痛，肌肉常处于痉挛状态，但患者在夜间熟睡时由于失去了肌肉痉挛的保护作用，从而出现疼痛，在小儿常表现为夜啼等。为了减轻患部疼痛，患病关节被迫处于特殊位置，如膝、肘关节呈半屈曲位；髋关节早期取外展和外旋位，晚期呈屈曲内收位；踝关节呈下垂位。当病变转为全关节结核，关节活动进一步受限，可出现固定性畸形，脊椎可出现后突畸形。

骨关节结核的临床检查

1. 血常规、血沉及 C 反应蛋白

患者常有轻度贫血，白细胞计数增加。病变活动期，血沉多加快。C 反应蛋白在发病时迅速升高，病情减轻时迅速下降至正常。

2. 结核菌素试验 (PPD)

5 岁以下儿童若未接种过卡介苗，如 PPD 阳性且有症状或体征者，可认为目前有活动性结核病，应给予治疗；如 PPD 阳性但无症状或体征，可给予预防性治疗。

3. 结核菌培养

4. 病理组织学检查

结核菌培养和病理学检查应同时进行，以提高其确诊率。

如何诊断骨关节结核

应根据病史、体征、影像学检查、结核菌培养和病理组织学检查等资料来确诊。患者有午后低热、疲乏、消瘦、盗汗等结核中毒症状；单个关节出现功能障碍、局部疼痛、肿胀，既往或同时有肺结核、胸膜炎、淋巴结或泌尿系统结核等病史或症状和体征者，将有助于诊断；X 线、CT、磁共振、B 超证实有骨质破坏，窦道、脓肿形成，细菌培养出结核杆菌以及组织病理学证实，可明确骨关节结核的诊断。

骨关节结核应与哪些疾病相鉴别

1. 类风湿性关节炎

典型病例为多关节受累，手足小关节尤其近侧指间关节为好发部位，关节晨僵现象是其特点。

2. 化脓性关节炎

发病急，常以骨性强直为表现。而关节结核多为部分骨性强直。普通细菌培养有助鉴别诊断。

3. 化脓性骨髓炎

慢性化脓性骨髓炎无论发生在骨干、骨端还是椎体，都不易与骨结核鉴别，须靠细菌学和病理学检查明确诊断。

4. 强直性脊椎炎

30 岁左右男性多发，多数患者人类白细胞抗原（HLA-B）阳性。X 线片提示双侧骶髂关节髂骨边缘性硬化是其特征，可作为本病肯定性诊断的依据。

5. 骨肿瘤

躯干和四肢关节近端是转移癌好发的部位，应与椎体中心型和椎体附件结核加以鉴别。髋关节和膝关节附近是原发骨肿瘤的好发部位，应注意与骨关节结核鉴别。

如何预防骨关节结核

1. 接种卡介苗

2. 药物预防

常用药物为异烟肼，剂量为 10 mg/(kg·d)，不超过 300 mg/d，连续服用 6 ~ 12 个月。

如何治疗骨关节结核

1. 全身治疗

全身治疗包括休息、营养、一般支持疗法和抗结核药物的应用。药物治疗应按照早期、规律、全程、适量和联用的原则。

（1）标准化疗：采用异烟肼和对氨基水杨酸钠，前3个月加用链霉素，整个疗程为一年半。

（2）短程化疗：适用于初治的病例。采用异烟肼和利福平两种或两种以上杀菌药联用，强化阶段为期2～3个月，每日将一日剂量的药物集中一次服用，即"顿服"。巩固阶段，以2～3种药物联用，采取每日给药或间歇给药（每周2～3次）的方式。

2. 局部治疗

局部治疗包括局部制动、脓肿和窦道处理、手术治疗等。

（1）局部制动：病变处于急性期应卧硬床休息，关节局部采用石膏绷带和牵引等制动方法，矫正畸形或脱位，且置关节于功能位置。

（2）寒性脓肿和窦道的处理：体表有较大的寒性脓肿和关节有大量积液时可穿刺抽液。如脓腔大并有大量干酪坏死物不易抽取，或表皮潮红有继发感染自溃难免时，在无菌技术下可置硅胶管行闭式引流。窦道继发感染时，根据细菌药敏试验给予抗菌药物治疗，局部置橡皮管引流。

（3）局部注药：局部注射抗结核药物更适用于病程长的患者，使局部药物浓度增高，以杀灭结核菌。

（4）手术治疗：在系统抗结核药治疗的基础上，外科手术是有效的治疗措施。

骨关节结核治愈标准

（1）全身体温正常，食欲好。

（2）病灶局部温度正常，无压痛、肌痉挛，也无脓肿和窦道，关节活动时不痛。

（3）血沉或 C 反应蛋白重复检查正常。

（4）X 线或 B 超检查显示脓肿消失，骨质疏松好转，骨小梁恢复，病灶边缘轮廓清晰。

（5）治疗结束，随访 3 年未复发者。

Tips

骨关节结核重在早发现、早诊断、早治疗。早期发现的病例，大多数不需要手术，单用药物便可以治愈。

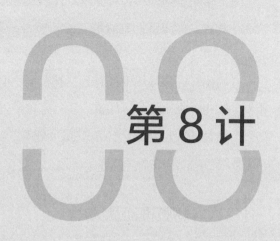

第8计

让突出的腰椎间盘"归位"

随着生活节奏的加快，腰椎间盘突出症的患者越来越多，且越来越趋向于年轻化。被腰椎间盘突出症"缠上"后，生活质量会随之大大降低，所以人们常说，只有腰好，才能什么都好。

什么是腰椎间盘突出症

腰椎间盘突出症是因为腰椎间盘变性、破裂，髓核突（或脱）向后方甚至突出至椎管内，导致邻近组织受刺激或者压迫而出现的一系列腰腿疼痛、麻木等症状。

什么是腰椎间盘膨隆、突出、脱出、游离

有的患者做了腰椎磁共振检查，一看报告上写着"膨隆、突出、

脱出、游离"，很是纳闷。那么，什么是腰椎间盘膨隆、突出、脱出、游离呢?

膨隆：如果我们把腰椎间盘比喻为正常人的肚子，那么膨隆就像鼓起的肚子一样。

突出：纤维环局限性隆起，基底宽，顶部尖，就像一个小山包一样。

脱出：突出部分顶部宽大，基底较窄，就像一个袋大口小的口袋。

游离：突出物与突出部位完全分离，游离于椎管内甚至位于硬膜内蛛网膜下腔。

什么人容易腰椎间盘突出

1. 性别

男多于女，男女发病率为 7∶1 ~ 12∶1。

2. 年龄

20 ~ 40 岁的青壮年多发。

3. 职业因素

久坐、负重等人群均易患腰椎间盘突出，例如驾驶员、重体力劳动者、举重运动员、煤矿、建筑工人、修理工、伏案工作人员等。

4. 遗传因素

印第安人、非洲人、因纽特人较其他种族发病率高。

5. 腰骶先天异常

腰椎骶化、骶椎腰化、半椎体、小关节畸形、关节突不对称等。

哪些因素容易诱发腰椎间盘突出

1. 外伤

儿童与青少年发病与之密切相关。轻度负荷和快速旋转可引起纤维环破裂，压应力可使软骨终板破裂。

2. 腹压增加

咳嗽、打喷嚏、屏气、便秘等。

3. 腰姿不正

睡眠或工作时身体由屈曲体位突然旋转。

4. 突然负重

突然负重，尤其弯腰负重，容易诱发腰椎间盘突出。

5. 妊娠韧带松弛

后纵韧带松弛容易导致腰椎间盘突出，因此孕妇腰背痛的发生率明显高于常人。

腰椎间盘突出症有哪些临床症状

1. 腰痛

活动时加重，卧床休息后减轻。

2. 下肢放射痛

臀部、大腿根部、小腿后侧刺痛和麻木感，直达足底，重者为电击样疼痛。

3. 肢体麻木

麻木感觉区按受累神经区域皮节分布。

4. 肢体冷感

小腿及足趾皮温减低。

5. 间歇跛行

随行走距离增多引起患肢疼痛和麻木加重，蹲位或坐位休息片刻症状可减轻，再行走时症状又出现。

6. 肌肉麻痹

神经根受压导致其所支配的肌肉麻痹。

7. 马尾神经症状

会阴部麻木、刺痛、排便及排尿障碍、男性阳痿、双下肢坐骨神经症状。严重者可出现大小便失控、双下肢不全瘫痪。

8. 下腹或大腿前侧疼痛

此症多见于高位腰椎间盘突出。

9. 其他症状

如肢体多汗、肿胀、骶尾部疼痛、膝部放射痛等。

腰椎间盘突出有哪些体征

1. 一般体征

（1）跛行，一只手扶腰，患足惧怕负重，呈跳跃步态。

（2）腰椎生理曲度改变，生理曲线消失，平腰，前突减少，后凸畸形。

（3）侧弯：髓核突出位于脊神经根内侧，则腰弯向患侧；髓核突出位于脊神经根外侧，则腰弯向健侧，利于减轻疼痛。

（4）压痛与叩击痛，与病变椎节一致。

（5）腰部活动范围前屈、侧屈、旋转受限，合并椎管狭窄后伸受限。

（6）肌力下降，肌肉萎缩：受压的神经根所支配的肌肉会出现肌力下降、肌肉萎缩。

（7）感觉障碍：与受压神经根所支配的皮节一致，如腰 3 神经根受压会出现膝关节部位感觉减退，腰 4 为小腿内侧，腰 5 为小腿外侧与足部，骶 1 为外踝、足底及小腿后侧。

（8）反射改变：腰 4 神经根受压，会出现膝跳反射减弱，骶 1 神经根受压会出现跟腱反射减弱。

2. 特殊体征

（1）屈颈试验：仰卧屈颈，如出现下肢放射性疼痛，则为阳性。

（2）直腿抬高试验：仰卧伸膝，抬高患肢，低于 60° 便出现大腿后侧放射性疼痛即为阳性。

（3）健肢抬高试验：仰卧抬高健肢，患肢出现大腿后侧放射性疼痛为阳性。

（4）拉塞格征：仰卧，屈髋屈膝 90° 时伸直膝关节，患肢出现大腿后侧放射性疼痛为阳性。

（5）直腿抬高加强试验（Bragard 征）：仰卧位，直腿抬高到一定程度出现大腿后侧放射性疼痛，然后将抬高的患肢略微降低使疼痛消失，此时将踝关节被动背屈，如果又出现大腿后侧放射性疼痛则为阳性。

（6）仰卧挺腹试验：仰卧做挺腹抬臀的动作，出现患肢大腿后侧放射性疼痛为阳性。

（7）股神经牵拉试验：俯卧位，膝关节完全伸直，检查者上提伸直的下肢，使髋关节处于过伸位，出现大腿前方股神经分布区域疼痛则为阳性。用于检查腰 1～2、腰 2～3 椎间盘突出。

得了腰椎间盘突出症应该做哪些检查

1. X 线片

常规应该拍摄腰椎正侧位片、左右斜位片、过伸过屈位片，对脊柱肿瘤、结核、侧弯、滑脱、不稳、退变进行早期筛查和评估。

2. CT

对椎间盘突出进行初步评估，并确定突出部位是否钙化。

3. 磁共振

对椎间盘、脊髓、神经根显示优于 CT。

4. 脊髓造影

由于磁共振的广泛应用，脊髓造影目前已较少使用，但对于磁共振检查有禁忌的患者，仍然有用。

5. 肌电图检查

可以明确受损的神经。

腰椎间盘突出症有哪些治疗方法

1. 什么患者适合保守治疗？

（1）首发病例，除非有明显马尾神经损害症状。

（2）症状较轻。

（3）诊断不清。

（4）年迈、体弱、手术部位有病变。

（5）有手术麻醉禁忌证或患者拒绝手术。

2. 保守治疗有哪些措施？

（1）休息：卧硬板床、牵引、腰围制动。

（2）促进髓核还纳：牵引、悬吊。

（3）消除局部反应性水肿：服用类固醇、利尿剂等药物及局部按摩、理疗。

（4）促进髓核溶解吸收：胶原酶、木瓜凝乳蛋白酶等。

（5）腰背肌锻炼。

3. 哪些患者适合手术治疗？

（1）诊断明确，经正规非手术治疗无效，并影响生活和工作者。

（2）马尾神经受累症状为主，病情严重，影响基本生活。

（3）有椎管探查指征，包括伴椎管狭窄病例。

做手术会不会引起瘫痪

很多需要手术的腰椎间盘突出的患者，非常担心手术会引起"瘫痪"，其实大可不必担心，因为脊髓位于腰 1 以上，腰 1 以下为马尾神经，手术不会引起瘫痪。

> **Tips 手术方法**

一般单纯腰椎间盘突出无腰椎不稳、椎管狭窄的患者可选用单纯髓核摘除，多采用微创手术方法，采用椎间盘镜、椎间孔镜摘除突出的髓核摘除。如患者合并腰椎不稳定、椎管狭窄，需手术摘除突出的髓核，并行椎管减压、椎间植骨融合及内固定手术。

突出的腰椎间盘能不能按回去

许多患者认为突出的腰椎间盘可以按回去，其实腰椎间盘位置较深，后方隔着骨性椎管，还有厚厚的肌肉层，是不可能通过手法"按"回去的。

腰椎间盘突出症重在早发现、早治疗

约 90% 的腰椎间盘突出都可以保守治疗，早期发现后通过纠正姿势、卧硬板床、加强腰背肌锻炼等，病情可以得到控制、缓解，甚至治愈。

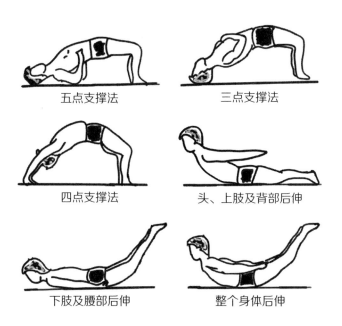

五点支撑法　　　　　三点支撑法

四点支撑法　　　　　头、上肢及背部后伸

下肢及腰部后伸　　　整个身体后伸

第 8 计　让突出的腰椎间盘"归位"

45

02

第9计

颈椎的头等大事

楼上的张大妈抱怨颈肩部疼痛，手臂发麻，晚上无法睡觉；楼下的李大婶走路踏不准台阶，要扶着楼梯扶手才能上下楼；对门的孙婆婆无法系扣子、持筷子，甚至饭都吃不到嘴里；小区保安大叔想追公交车，却发现有心无力、迈不开腿；单位的钱阿姨动不动就喊头痛头晕、耳鸣、视物不清；隔壁老陈一扭头突然栽倒了……

这是什么原因呢？原来，都是颈椎病惹的祸。下面我们就来认识一下颈椎病，并学习如何治疗和预防颈椎病，让大家"高枕无忧"。

什么是颈椎病

颈椎椎间关节退变累及神经或血管（神经根、脊髓、交感神经及椎动脉）引起相应的颈肩疼痛、手指麻木，甚至步态不稳等临床症状称为颈椎病。

哪些人群容易得颈椎病

（1）中、老年人多发。

（2）从事伏案工作者发病率偏高。

（3）男女发病率无差异。

（4）长时间低头玩手机、看电脑，颈椎病的发病率高。

各型颈椎病有哪些临床表现

1. 神经根型颈椎病

主要症状为颈痛和颈部发僵，上肢放射性疼痛或麻木，患肢感觉沉重，握力减退，持物坠落，晚期可出现肌肉萎缩。

2. 脊髓型颈椎病

主要症状为下肢麻木沉重，行走困难，无法快走，步态不稳，有踩棉花感；上肢麻木、疼痛，双手无力、不灵活，写字、系扣、持筷等精细动作不能完成；胸、腹部或双下肢有捆绑感，伴有肌张力增高、腱反射亢进，病理征阳性。

3. 交感型颈椎病

（1）头部症状：头晕、头痛等。

（2）眼部症状：眼胀、干涩、视物不清等。

（3）耳部症状：耳鸣、听力下降等。

（4）胃肠道症状：恶心、呕吐、腹胀、腹泻等。

（5）心血管症状：心悸、心率变化、心律失常、血压变化等。

（6）面部或一侧肢体多汗、无汗、畏寒等。

4. 椎动脉型颈椎病

典型症状为转头时突发眩晕，感觉天旋地转，恶心、呕吐，四肢无力，共济失调，甚至倾倒，但意识清醒。卧床休息数小时，多至数日症状可消失。

颈椎病应该做哪些检查

（1）颈椎正侧位、过伸位、过屈位、左右斜位 X 线片。

（2）CT 扫描。

（3）磁共振检查。

各型颈椎病应如何治疗

1. 神经根型颈椎病

颈椎病中，神经根型颈椎病约占 60%，首选保守治疗，可获得满意效果。绝大多数神经根型颈椎病采用微创治疗可取得更好的治疗效果。那么，哪些神经根型颈椎病患者需要手术治疗呢?

（1）颈肩部放射性疼痛影响睡眠者。

（2）保守治疗超过 3 个月，症状反复发作，恢复不理想者。

（3）出现颈神经根所支配的肌肉萎缩、肌肉麻痹者。

（4）症状反复发作，逐渐加重者。

2. 脊髓型颈椎病

脊髓型颈椎病约占颈椎病的 10%，由于脊髓型颈椎病对患者的运动功能危害很大，采用保守治疗和微创治疗无效，一旦明确诊断，应尽早手术治疗。

3. 交感型颈椎病

交感型颈椎病约占颈椎病的 10%，首选保守治疗，大多数可获得满意效果。少数保守治疗无效的患者，可通过颈椎高位硬膜外注射或颈交感神经节封闭明确诊断，证实症状的出现确实与颈椎有关后，可以采用手术治疗。

4. 椎动脉型颈椎病

首选保守治疗，少数保守治疗无效患者，可以行椎动脉造影，包括 CT 椎动脉造影（CTA）或磁共振椎动脉造影（MRA）。证实椎动脉受到侧方增生的骨赘或侧方突出的椎间盘压迫者，可以考虑手术切除椎动脉受压部位的骨赘或突出的椎间盘。

颈椎病的保守治疗方法

1. 颈部的休息和制动

颈部休息应减少或停止伏案工作，适当卧床，病情严重者应绝对卧床休息数周。卧床休息是一种比打针吃药更为重要的治疗方法。使用颈围领或颈托，可以起到颈部制动和休息的作用。

2. 物理治疗

物理疗法可改善局部循环、缓解肌肉痉挛、减轻炎症反应、减轻或缓解疼痛，包括离子导入疗法、高频电疗法、石蜡疗法、水疗等。

3. 颈椎牵引

牵引可以增加椎间隙和椎间孔的高度，恢复椎体正常系列，同时起到制动的作用，有利于消除局部组织的充血、水肿；消除颈部肌肉痉挛；减轻椎间盘压力；缓解神经根、脊髓、交感神经的压迫。此外，可以牵开嵌顿的小关节滑膜，利于小关节功能恢复。

颈椎牵引必须注意以下几个问题：

（1）牵引角度：顺应胸椎向前弯曲的角度，屈曲 15°～20°。

（2）牵引重量：牵引重量不宜过高，卧床牵引为 2～5 kg，坐姿牵引为 6.0～7.5 kg。

（3）牵引时间：以持续牵引不间断效果最好。

4. 推拿按摩疗法

能够缓解颈肩肌肉紧张和痉挛，恢复颈椎的活动，松解神经根和软组织粘连，加宽椎间隙，扩大椎间孔，缓解对神经血管的刺激与压迫，促进局部血液循环，从而起到解痉止痛、缓解症状的效果。

颈椎病推拿时按摩动作应轻柔，手法不可粗暴和用力过猛。脊髓型颈椎病与颈椎节段不稳定者，不宜采用推拿按摩治疗。

5. 药物治疗

（1）止痛药物：解热镇痛药和非甾体抗炎药。疼痛严重者可使用吗啡类止痛药。

（2）肌松药：巴氯芬、乙哌立松。

（3）神经营养药物：维生素 B_1、维生素 B_{12}。

（4）激素类药物：对脊髓水肿或急性发作的神经根型颈椎病，疼痛剧烈者可短期静脉输入地塞米松，可迅速缓解症状。治疗时间一般为 3 ~ 5 天。

（5）外用药物：神经根型颈椎病可在颈部外用消炎止痛的中西药贴剂或搽剂，减轻颈肩部疼痛。

颈椎病的自我保健

（1）颈部的反复积累性劳损、外伤、寒冷等不良诱因是颈椎病发病的促进因素与诱发因素，应加以避免。

（2）颈部不宜长时间处于屈曲位、仰伸位、扭转位，不宜长时间低头玩手机、看电脑。

（3）头颈部处于屈曲位、仰伸位、扭转位工作时，应经常调整头颈部位置，调整桌面工作台的高度或倾斜度。

（4）避免头颈部突然屈曲或仰伸。

（5）冬季注意颈部保暖。

（6）睡眠时枕头应高低适中，避免头部过度屈曲和仰伸。枕头形状应中间低、两端高，对颈部起到相对制动和固定的作用。

（6）纠正不良睡姿，避免头颈部在睡眠过程中处于扭曲状态。

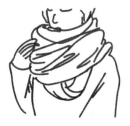
颈部注意保暖，避免着凉

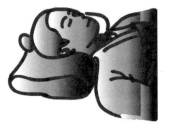
枕头中间凹两侧高

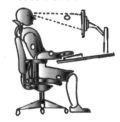
避免颈部长时间屈伸、仰伸、扭转

第10计

呵护"小蝴蝶"，正确看待甲状腺结节

　　在我们的身体里住着一个"小蝴蝶"一样的器官，它就是甲状腺，别看它个头小，却是人体最大的内分泌腺。这个"小蝴蝶"总是容易长出很多"小结节"，就是医学上所说的甲状腺结节。对于甲状腺结节有些人不当回事，直接忽视了它的存在，更是忘记了复查这回事儿；有些人则以为它是甲状腺癌的前兆，忧心忡忡，恨不得马上一切了之。这两种态度都是不正确的，皆源于对甲状腺结节缺乏了解。今天，我们就来一起了解一下甲状腺结节。

什么是甲状腺结节

　　甲状腺位于颈部甲状软骨下方，外形似蝴蝶，分左右两个侧叶，中间以峡部相连，是人体最大的内分泌腺体。甲状腺所分泌的甲状

腺激素，对调节身体生长发育、促进机体新陈代谢、维持全身各个脏器的功能具有重要作用。

甲状腺结节是对甲状腺内肿块的一个统称，可以单发或多发，临床分为囊性结节、增生性结节、炎症性结节以及肿瘤性结节，而肿瘤性结节又分为良性腺瘤及恶性肿瘤（即甲状腺癌，包括乳头状癌、滤泡状癌、髓样癌、未分化癌等）。

甲状腺结节是外科医师经常碰到的问题，成人发病率约为4%。经高分辨率超声检查可在19%～67%的随机人群中探及甲状腺结节。临床上绝大多数甲状腺结节都是良性的，恶性结节只占很小一部分（5%～15%），并且大多数属于恶性程度较低的分化型甲状腺癌（DTC），其侵袭性比其他恶性肿瘤小得多，患者存活率很高，总体预后良好。所以，对于甲状腺结节固然要重视，但也不必草木皆兵、谈"结"色变。

甲状腺为什么会长结节

甲状腺结节的病因尚不十分清楚，一般认为与以下因素有关：

（1）接触放射线（尤其是儿童期头颈部接受过辐射）。

（2）碘摄入不足或过量。

（3）自身免疫功能紊乱（如桥本甲状腺炎等）。

（4）家族遗传（如甲状腺髓样癌等）。

（5）病毒或细菌感染引起的炎性病变（如亚急性甲状腺炎等）。

（6）焦虑、抑郁或精神压力过大。

以上这些因素均可能影响甲状腺结节的发生与发展。

甲状腺结节有哪些危害

大多数甲状腺结节没什么症状，至于它对身体是否有危害，主要取决于结节的性质（良性还是恶性）、大小以及功能状态。

1. 结节性质

甲状腺结节有良性和恶性之分，良性结节一般无症状，少数可有疼痛症状（如炎性结节）或是压迫症状（如大结节），但对身体基本无危害；恶性结节（即甲状腺癌）危害较大，尤其是甲状腺髓样癌及未分化癌，恶性程度高，预后差。

2. 体积大小

小的结节一般无明显不适症状；大的结节或呈侵袭性生长的结节，会对周围的组织、器官产生压迫，导致声音嘶哑（压迫喉返神经）、呼吸困难（压迫气管）、吞咽困难（压迫食管）等。另外，当结节发生出血囊性变时，短时间内结节会迅速增大。

3. 功能状态

绝大多数甲状腺结节属于无功能结节，少数结节可以自主分泌甲状腺激素引起甲亢，患者可有怕热、多汗、心慌、手抖、多食、消瘦、腹泻、容易激动、兴奋失眠等伴随症状。

还有些患者可能合并甲减（如桥本甲状腺炎、亚急性甲状腺炎等），表现为畏寒怕冷、心跳减慢、腹胀、便秘、水肿、体重增加、嗜睡、精神不振、记忆力减退、月经失调等。

发现甲状腺结节，应该进一步做哪些检查

如果查体发现甲状腺结节，可以先做超声检查。甲状腺超声检查有软组织高分辨力、无创伤、价格低廉、操作方便等比较突出的优点，是临床上针对甲状腺结节首选的检查方法。通过甲状腺超声检查，不仅可以明确结节是否存在，还能够确定结节的大小、数量、位置、质地、形状、边界、钙化、血供以及和周围组织的关系，评估颈部区域有无淋巴结肿大。因此，对于所有已知或怀疑存在结节的患者，都推荐进行甲状腺超声检查。超声对甲状腺结节的鉴别能力，甚至优于 CT 与磁共振。

但是，超声作为一种非常重要的结节筛查方法，只能做出"良性可能"或"恶性可能"的初步判断，无法对结节进行确诊。如果超声检查结果疑似恶性，结节直径较大，还可以通过细针穿刺活检来明确结节性质，这是确诊甲状腺结节性质的金标准。通过穿刺病理活检，不仅能够确诊甲状腺癌，还可以将甲状腺癌的具体病理类型区分为乳头状癌、滤泡状癌、髓样癌、未分化癌等。

另外，基因检测也有助于评估结节性质，协助判断手术指征。

甲状腺结节需要治疗吗

大多数甲状腺结节都属于良性病变，不会影响甲状腺素的合成和分泌，不会导致甲状腺功能紊乱。而且，对于确诊为良性的结节，也不会向恶性方向转化，进而诱发甲状腺癌。

甲状腺结节直径过大，对周围组织产生压迫，或者影响美观时，可以通过手术或其他微创治疗方法进行处理。除此之外，绝大多数良性甲状腺结节不需要任何药物或手术治疗。

即使最终诊断为甲状腺癌，新的甲状腺癌治疗理念也主张综合评估。对于甲状腺滤泡状癌、髓样癌和未分化癌，建议积极手术治疗，而对于局灶微小的甲状腺乳头状癌，可以暂不治疗，保持随访观察，而不是一味手术切除。

甲状腺结节患者饮食需要限碘吗

针对这个问题，可以先做一个甲状腺功能检查。合并甲状腺功能亢进的甲状腺结节患者需要低碘饮食；碘-131治疗前需严格忌碘，炒菜必须用无碘盐，禁食海带、紫菜、虾皮、海鱼等高碘食物；桥本甲状腺炎伴发结节者，虽然不必严格限碘，也要避免高碘饮食；甲状腺功能正常且甲状腺自身抗体阴性的单纯甲状腺结节者不需要忌碘，完全可以正常饮食。

甲状腺结节如何随访

结节良恶性诊断受结节大小、特征及超声医师经验等多种因素的影响，因此，初次检出甲状腺结节的患者应积极随访，可于 3 ~ 6 个月后复查，以后依据实际情况每 6 ~ 12 个月复查超声。

对可疑恶性结节，要缩短随访间隔时间，增加复诊的频率。对高度怀疑恶性结节者，应尽快行超声引导下甲状腺细针穿刺病理学活检，以明确诊断。

对于细胞学良性的甲状腺结节，如果超声表现高度怀疑恶性，仍需要在 12 个月内再次行病理学活检。

第11计

别把乳腺增生不当回事儿

越来越多的女性朋友开始关心乳腺的健康，但在查体报告中经常可以看到"乳腺增生"这样的描述。有的人认为乳腺增生不用治疗，可自行缓解，有的人则认为乳腺增生很可能会发展成乳腺癌，必须重视。那么，乳腺增生到底是怎么回事儿呢？今天，我们就来揭开它的面纱。

什么是乳腺增生

乳腺在内分泌激素的作用下，随着月经周期的变化，会有增生和复旧的改变。女性在月经前期会感到乳房区域有些肿胀，部分女性可能出现胀痛的感觉，这都是增生过程的正常反应。当内分泌代谢失衡时，可以出现乳腺组织增生过度和复旧不全，增生的乳腺组织不能完全消退，就形成了乳腺增生症。

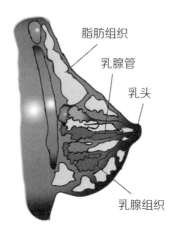

脂肪组织

乳腺管

乳头

乳腺组织

哪些人群容易患乳腺增生

1. 熬夜的女性

长期熬夜容易导致内分泌紊乱，增加乳腺增生的风险。

2. 爱生气的女性

当女性总是处于怒、愁、忧虑等不良情绪状态时，容易发生女性内分泌失调，可能会抑制卵巢的排卵功能，出现黄体酮减少，使雌激素相对增高，容易出现乳腺增生。

3. 内衣过紧

内衣不合适会诱发乳腺疾病。内衣过小，而且下围的钢圈又硬又紧的话，会影响血液循环和供给，造成乳房缺血、痉挛，压迫乳房中的淋巴结，使产生的毒素不易排出，造成乳腺增生。

4. 高龄未生育、未哺乳女性

妊娠、哺乳对乳腺功能有生理性调节作用，生育过晚或哺乳少的女性易患乳腺增生症。

5. 月经不调的女性

乳腺增生大多数是内分泌不调而引起的，而月经不调也是体内内分泌紊乱引起的。所以说，月经不调的女性容易患乳腺增生症。

乳腺增生有什么表现

乳腺增生的临床表现是乳腺疼痛、结节状态或肿块，部分患者可合并乳头溢液。

1. 生理性增生

乳腺增生最常见的是生理性增生，其主要症状是与月经周期及情绪变化有关的乳腺疼痛，疼痛常为胀痛或刺痛，可累及一侧或双侧乳房，于月经前一两周出现，随后加重，经后疼痛明显减轻或消失。

2. 乳腺结节状态

乳腺结节状态包括颗粒状结节、条索状结节以及局限性或弥漫性腺体增厚，结节常为多个，可累及双侧乳腺，亦可单发。肿块有随月经周期而变化的特点，月经前肿块变大变硬，月经过后肿块缩小变软。如果部分结节持续存在，应及时就医，根据常规检查结果，决定是否行手术或穿刺活检。

3. 异常分泌物

少数患者可出现乳头溢液，溢液常为淡黄色、无色或乳白色浆液，为生理性溢液。如果出现深黄色、血性或咖啡色溢液，应立即去医院做详细的检查，并向医生咨询。

乳腺增生会发展为乳腺癌吗

临床上95%的乳腺小叶增生为单纯性增生，是不会癌变的。随着年龄增长，绝经后女性体内的雌激素水平越来越低，乳腺组织退化，小叶增生也会慢慢好转。

乳腺小叶增生中，只有导管上皮不典型增生有可能会发生癌变。通过影像学和病理检查，以及专业医生的手检，可以鉴别普通的小叶增生和这种癌前病变，而且也不是所有癌前病变最后都会发展成乳腺癌。所以，我们不能把乳腺增生等同于癌前病变。

乳腺增生是育龄期妇女的常见病，这是一种良性的疾病，癌变的概率非常低，但要重视它，因为有个别的不典型增生和癌容易混淆。临床上，经常发生一直诊断为增生，但经过专业医院检查是癌的情况。这很可能不是增生癌变，而是因临床表现不典型而被误诊了。有资料显示，不典型乳腺癌的患者被误诊为乳腺增生的比例为 12% ~ 16%。

乳腺增生需要做什么检查

乳腺增生的辅助检查包括乳腺彩超、乳腺 X 线、乳腺磁共振检查等，必要时需要做病理检查进行明确诊断。部分乳头溢液的患者，甚至需要进行乳管镜、乳腺管造影检查协助评估乳导管内情况。 如果有血性溢液，需进行细胞涂片检查，伴随实质结节建议手术切除活检，明确病理性质。

得了乳腺增生怎么办

乳腺增生的主要症状是乳房疼痛，一般不需要药物治疗，保持心情愉快、良好的饮食和作息习惯是缓解疼痛的灵丹妙药。但若疼痛较重，严重影响了生活和工作，则需要在专科医生的指导下，根据个人情况选择合适的治疗方法。

1. 西药治疗

目前治疗乳腺增生的西药大多是激素类药物，有一定的不良反应，不宜作为常规药物长期服用，只有特殊人群在医生的建议下才可以服用。

2. 中药治疗

疏肝理气、健脾化痰、补肾温阳等中药，可以调节机体的内环境，降低体内雌激素的水平，达到治疗的目的。

3. 外治疗法

低频脉冲治疗、中药热腌包等方法可以促进局部血液循环、温经通络，达到消肿散结、理气止痛的效果。

得了乳腺增生，需要注意什么

1. 保持心情舒畅

乳腺疾病的发生与情绪尤为密切，因此不要生闷气，要及时给自己减压。找朋友聊天、运动、听音乐都是不错的减压方式。

2. 健康饮食

不抽烟、不喝酒，少吃辛辣刺激、高盐高脂饮食，不要盲目服用所谓的延缓衰老、改善肌肤的激素类保健品。

3. 适当锻炼，控制体重

每天坚持锻炼 30 分钟，可以达到强身健体、未病先防的目的。

4. 生活作息规律

起居有规律，劳逸结合，保持充足睡眠及大便通畅。

5. 定期检查

每月一自检，每年一体检，如有异常及时到正规医院就诊。

> Tips
>
> 乳腺增生并不可怕，乐观对待，健康生活，定期体检，定期自检乳房，便能做到早发现、早治疗。

第 12 计

爱护肝脏，警惕"沉默杀手"

肝癌是最常见的恶性肿瘤之一，中国属于肝癌高发国家。根据 2020 年中国恶性肿瘤流行情况估计，我国肝癌新发病例 41 万例，占全球的 55%，居于恶性肿瘤第 5 位，死亡病例 39 万例，居于恶性肿瘤第 2 位。由此可见，肝癌发病后死亡的比例非常高。

为什么人们将肝癌称为"沉默的杀手"呢？这是因为早期的肝癌往往悄无声息，几乎没有症状，等发现的时候多数已处于中晚期了，这时候往往根治难度大、病程短、病死率高。如何远离这一恐怖的"杀手"呢？今天我们就来了解一下肝癌。

肝癌的诱发因素有哪些

1. 肝硬化

代偿期肝硬化患者的常见死亡原因之一就是肝癌。肝硬化作为大多数肝病的最终阶段，与肝癌的关系更像是一对"狼狈为奸"的兄弟。肝癌可以加剧肝硬化，肝硬化也可以反过来诱发肝癌。这一阶段的患者应当积极治疗肝硬化，定期检查，尽早发现可能出现的肝癌。

2. 慢性病毒性肝炎

慢性病毒性肝炎在我国主要以乙型肝炎和丙型肝炎为主。我国乙肝患者很多，约有 8600 万例慢性乙型肝炎病毒感染者。慢性肝炎如果控制不佳，最终结局多是肝硬化和肝癌。据统计，10% ~ 25% 的乙型肝炎病毒感染者会发展成肝癌，所以慢性肝炎患者是肝癌的头号高危人群。因此，预防肝癌，首先要做好病毒性肝炎的预防。如何预防呢？注射乙肝疫苗是关键，注射过乙肝疫苗但抗体不足的人群还要及时补种疫苗。

3. 过量饮酒

过量饮酒容易导致酒精性脂肪肝、急 / 慢性肝炎、肝硬化，这些疾病都是肝癌的危险因素。诸多研究表明，长期过量饮酒的人，肝癌的发病率比不饮酒者高 2 ~ 4 倍，而且 15% ~ 30% 的肝癌患者都存在过量饮酒的现象。所以，美酒虽好，不能贪杯。

4. 非酒精性脂肪肝

不喝酒也会得脂肪肝吗？是的，全球非酒精性脂肪肝的发病率达到了 25%，已成为欧美国家和我国经济发达地区慢性肝病的重要病因之一。非酒精性脂肪肝进一步发展可能导致肝硬化、肝癌的发生。这种疾病与糖尿病关系也非常密切，因此肥胖和饮食不健康的朋友们要高度注意。健康的生活习惯对预防脂肪肝和糖尿病，都是大有裨益的。

5. 黄曲霉素

黄曲霉素主要由黄曲霉菌和寄生曲霉菌等产生，是一种可以引起肝细胞DNA错误修复、诱发肝细胞癌变的物质。这个坏家伙经常隐藏在发霉的食物里，侵蚀人们的健康。在这里，温馨提醒老年朋友们，提倡节约是好事，但发霉的食物一定不要吃！

肝癌有什么症状

早期肝癌通常没有任何症状，随着疾病进展，患者可能出现以下症状：不明原因的体重减轻；食欲不振；少量进食就感觉很饱；反复恶心或呕吐；腹痛，主要为右上腹痛；腹胀，腹部明显胀大膨出；皮肤瘙痒；皮肤或眼睛巩膜变黄（黄疸）；出现静脉曲张。需要注意的是，肝癌的不少症状与其他的肝脏疾病症状相似，仅凭症状无法确定是否为肝癌。

如何预防肝癌

对于肝硬化患者，目前推荐定期抽血检查甲胎蛋白和腹部超声。此外，下列措施能降低肝癌的发生风险。

1. 避免乙型肝炎病毒和丙型肝炎病毒感染

全球范围内，肝癌最常见的风险因素为乙型肝炎病毒和丙型肝炎病毒的感染，其中，我国绝大多数的肝癌发病都与乙型肝炎病毒感染有关。接种乙肝疫苗、定期检查，能有效地预防乙肝发生，从而减低肝癌的发生风险。

2. 积极治疗肝脏基础疾病

对于存在肝炎、酒精肝、脂肪肝等疾病的人群，积极治疗这些疾病，能降低肝癌的发生风险。

3. 戒烟戒酒

吸烟和饮酒都会增加肝癌的发生风险，戒烟、戒酒能有效降低风险。

4. 保持健康体重

对于超重和肥胖人群，减重并维持在正常体重，不仅能降低脂肪肝、糖尿病等疾病的发生风险，还能预防肝癌。

5. 远离致癌物

不吃含有黄曲霉素的食物(发霉的花生、小麦、大豆、花生、玉米和大米)，平时吃东西的时候要看看保质期，过期的、变质的食物坚决要扔掉，能有效降低肝癌发生。

6. 定期体检

定期体检有助于早期发现、早期诊断、早期治疗，这是提高肝癌疗效的关键。早期筛查的主要手段包括血清甲胎蛋白、异常凝血酶原和肝脏超声检查，尤其是有肝炎、过度饮酒、肝硬化以及肝癌家族史等的肝癌高危人群应至少每半年进行一次相关筛查。

肝癌的治疗方法有哪些

目前来说，肝癌的治疗可选择的方式比较多，包括手术、局部消融、介入治疗、靶向和免疫治疗等。对于早期患者来说，手术往往是最合适的治疗方式，在肝癌细胞未转移之前进行治疗会取得比较好的治疗结果。肝切除术是早期肝癌患者首选的根治性方法，肝移植术也是肝癌根治性治疗手段之一，放化疗、口服靶向药物以及免疫治疗在肝癌治疗种也发挥了重要作用。目前肝癌的治疗已经进入多学科综合诊疗模式，通过多学科综合治疗尤其是手术配合靶向药物、免疫制剂及放化疗等新的诊疗模式出现以后，肝癌 5 年生存率大幅提升。

肝癌能被治愈吗

对于早期的肝癌，其治愈率是相当高的，这个时期的肿瘤较小，还没有扩散到其他位置，我们可以通过手术切除、消融治疗、肝移植等方法进行根治。

这些治疗方法的选择通常取决于肿瘤的大小、位置、数量、患者的身体状况以及其他因素。

晚期的肝癌相较于早期，治疗难度会增加很多，治疗的主要目的是为了延长癌症患者的生存期，医生一般都会综合考虑患者的身体状况、肿瘤的特征等，做出合理的治疗方案。晚期肝癌的治疗方法也是有很多的，包括靶向治疗、免疫治疗、介入治疗以及中医治疗等，一般通过中西医结合的个性化综合治疗能够取得较好的治疗效果，从而极大地延长癌症患者的生存期。

最后，对于肝癌患者来说，无论目前处于哪个阶段，都不能放弃治疗，尤其是肝癌晚期患者，一定要摆正自己的心态，积极对抗癌症。

第12计 爱护肝脏，警惕『沉默杀手』

第13计

要胆不要"石"

"有胆有识"常用于夸奖一个人既有胆量，又有见识。然而你知道吗，我们人体也有个胆（胆囊），但这个胆最好不要有石头。如果这个胆囊有石头，会有什么危害呢？下面让我们一起来揭秘。

胆囊在哪个位置，有什么作用

胆囊是外形像梨子的囊袋，在肝脏下缘，位于腹部右上方。很多人从它的名字上猜测胆汁是胆囊产生的，其实胆囊并不产生胆汁。胆汁是由肝脏产生的，肝脏每天产生 800 ~ 1200 mL 胆汁，一部分直接排入肠道，而另外约有 500 mL 胆汁在胆囊内浓缩、储存。进食时胆囊收缩，把浓缩的胆汁排入肠道，帮助食物消化，所以胆囊更像是胆汁排泄过程中一个浓缩胆汁的小仓库。

哪些人群容易长胆囊结石

胆囊结石发病率非常高，在我国，每十个人里面就有一个人长胆囊结石。胆囊结石的形成原因很复杂，至今尚不完全清楚。胆囊就像河道一样，有些河道因为水质浑浊、水流缓慢等原因会有泥沙沉积，有些河道就没有。因此，任何造成胆汁成分、胆囊功能异常的因素都可能导致结石的形成。

某些地区和种族的居民、肥胖、妊娠、高脂肪饮食、糖尿病、高脂血症、缺乏运动的人群更容易长胆囊结石。统计发现，女性的发病率明显高于男性，且多次怀孕、超过 40 岁、肥胖者胆囊结石发病率更高。

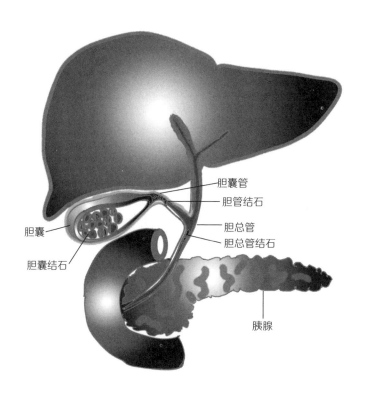

胆囊管

胆管结石

胆总管

胆总管结石

胆囊

胆囊结石

胰腺

胆囊结石有什么危害

胆囊结石的表现与所在胆道的位置有很大关系。其中 30% 左右的患者可以终生无症状，只是在体检中发现。一部分患者的结石会和胆囊壁发生摩擦，引起胆囊炎，这是胆囊结石最常见的危害，患者会出现腹痛、腹胀、恶心呕吐等症状。结石如果卡在胆囊的颈部或者胆囊管里面，胆汁流不出去，胆囊为了排出胆汁就会强行收缩，引发胆绞痛。结石如果落入胆总管，会导致胆总管堵塞，引起腹痛、发热、黄疸，甚至休克等急性胆管炎的表现，不及时治疗会危及生命。结石堵在胆总管末端，会堵塞胆汁和胰液流出的共同通道，还会引起胰腺炎。有小部分胰腺炎重症患者，临床处理非常棘手，病死率很高。另外，较大的结石长期刺激胆囊壁有导致胆囊癌变的风险。胆囊结石患者一旦发现胆囊癌，大多数都已经是晚期了，治疗效果不好，从发现癌变到死亡的时间非常短。

有些人认为，不痛的结石就不用管，小结石也不着急处理，这些观念都是不正确的。胆囊结石不论大小，都可能有危害。小结石在胆囊内可随着胆囊的收缩、体位的变动，动来动去，堵到胆囊开口就会疼痛，影响生活质量，惹人心烦；大石头不常引起疼痛，但持续刺激胆囊壁，会引发反复的慢性炎症，导致胆囊癌变，让人防不胜防。

得了胆囊结石怎么办

对于没有症状、并发症出现概率很小的胆囊结石，我们只要遵守医嘱定期复查 B 超，保证规律进餐，科学饮食，避免大量进食油腻食物即可，饮食方面也无须彻底忌油荤。

对于胆囊功能良好、取石后复发率风险低的结石患者，保胆取石是可供选择的治疗方案。但保胆取石术并未消除胆囊结石形成的内环境，术后结石有复发的风险，并且未切除的胆囊仍有癌变的风险，因此目前仍存在争议，未被国内外治疗指南推荐，也没有被反对，应根据病情慎重选择。

对于胆囊急慢性炎症、胆囊无功能或功能差、结石多、存在癌变倾向等情况的患者，切除胆囊应该是最理想的治疗方案。这种治疗方案彻底消除了胆囊结石发生并发症的风险，做到了标本兼治。腹腔镜胆囊切除术已成为首选的手术方式，具有损伤小、恢复快、疼痛轻、瘢痕不易发现等优点。对于有腹腔镜禁忌证或胆囊病变非常重不适宜做腹腔镜手术的患者，仍需要行开腹胆囊切除术。

很多患者在胆囊结石的治疗上存在下面几个疑惑：

（1）胆囊结石能通过碎石治疗吗？胆囊结石不主张碎石治疗，因为结石震碎后可能会掉到胆管中，引起更为严重的胆管炎、胰腺炎，并且碎石后结石复发风险大。

（2）胆囊结石可以通过吃药溶石、排石吗？目前临床未有明确效果的溶石药物，现有药物有效率低，治疗周期长，效果不确定。

（3）胆囊切除对人体影响大吗？其实从功能来看，胆囊对人体不至于不可或缺，是否需要切除，还是要权衡利弊，对于没有功能、反复炎症、有恶变倾向的胆囊，留下则是弊大于利。

胆囊切除术后饮食需要注意什么

胆囊是消化系统组成部分，很多术前、术后的患者都存有这样的疑虑：没了胆囊，是不是很多东西不能吃了？胆囊切除术后饮食上要注意什么呢？其实胆囊切除术后，胆汁会源源不断地直接进入肠道。在术后早期，大量进食时肠道胆汁相对不足，会出现消化不良的症状，一些患者会有大便不成形、较稀甚至腹泻的现象，进食较多脂肪性食物后症状会加重，这种情况在医学上叫"脂肪性腹泻"。但机体经过2～3个月过渡期后会逐渐适应和代偿，基本就可以从低脂饮食恢复至正常饮食。

对于部分术前存在胆囊萎缩、胆囊壁纤维化、"瓷化"、胆囊充满结石等情况的患者，术前胆囊功能已经严重异常甚至消失，这些患者胆囊切除术后饮食基本未受影响。胆囊切除术后饮食需注意下面几点。

1. 控制热量、体重、进食总量

在满足患者需要的基础上，总热量不能过高，要适当控制体重，多食含膳食纤维高的食物，包括玉米、小米、甘薯、燕麦、荞麦等粗粮。

2. 减少脂肪及胆固醇的摄入

减少摄入浓肉汤、浓鸡汤、浓鱼汤等脂肪含量高的食物，减少摄入脂肪含量高的坚果类食物如花生、瓜子、核桃、大杏仁、开心果等。同时，要控制摄入动物内脏、蛋黄、鱿鱼、沙丁鱼、动物脑、鱼卵、蟹黄等含胆固醇高的食物。

3. 补充优质蛋白质

可以选择鱼、瘦肉、虾、奶类、豆制品等为主的，并且胆固醇含量相对较低的低脂肪优质蛋白质。

4. 多食用蔬菜水果

蔬菜水果富含维生素和矿物质，有助于改善患者的代谢，可减少胆固醇的形成，减少脂肪和糖的吸收，从而起到降低血脂和血糖的作用。

5. 烹饪方法宜清淡

最好采用清炖、蒸煮、煨汤等使食物软而少油的烹饪方法，避免油炸、烧烤、烟熏、半生半熟的烧煮方法，并保持饮食清淡，少用调味品。

第14计

莫以"疝"小而不为

　　60多岁的王大爷右侧大腿根部出现了一个小鼓包，好多年了，摸起来软软的，平躺时一按就消失了，平常不痛不痒，所以王大爷没在意。某天王大爷提重物时突然感到疼痛难忍，一看，鼓包增大了，怎么按也不消失。休息了好长时间，疼痛仍没有缓解，便赶紧拨打了急救电话。到医院经过一番检查，王大爷被诊断为嵌顿性腹股沟疝，普外科医生很快就给王大爷安排了急诊手术。幸运的是，王大爷的腹股沟疝虽然造成了小肠卡压，但因为手术及时，肠管并无大碍。术后王大爷恢复良好，顺利出院。可一提起这件事，王大爷就为自己以往的掉以轻心而懊恼，他总说，"要是一早就重视，早点做手术，就不会这么严重了"。

　　王大爷大腿根部的这个"小鼓包"，就是我们常说的"疝气""小肠气"，在医学上又叫"腹股沟疝"，是腹外疝的一种。

大多数情况下，疝仅仅表现为一个小鼓包，不痛不痒，因此部分患者往往会忽视甚至认为无须治疗。殊不知，这个包就像一颗定时炸弹，轻则影响正常行走，重者可能导致生命危险。下面我们一起来认识它。

什么是腹股沟疝

体内脏器或组织离开其正常解剖部位，通过先天或后天形成的薄弱点、缺损或空隙进入另一部位，称为疝。疝多发于腹部，以腹外疝多见。典型的腹外疝由疝环、疝囊、疝内容物和疝外被盖等组成。疝内容物是进入疝囊的腹内脏器或组织，以小肠最常见，所以俗称"小肠气"。人体的腹股沟区位于大腿根部三角形区域，腹股沟疝就是发生在这个部位的疝。

哪些人群容易得腹股沟疝

腹内压力增高、腹壁强度降低是引起腹股沟疝的主要原因。

1. 腹内压力增加

慢性咳嗽、慢性便秘、排尿困难（如包茎、良性前列腺增生、膀胱结石）、搬运重物、举重、腹水、妊娠、婴幼儿经常啼哭等是腹内压增加的常见原因。腹内压持续或瞬时的增高是产生腹外疝的诱因。正常人虽时常有腹内压增高的情况，但如果腹壁强度正常，则不会发生疝。

2. 腹壁强度降低

引起腹壁强度降低的潜在因素很多，最常见的有：

（1）某些组织穿过腹壁，如精索或子宫圆韧带穿过腹股沟管、股静脉穿过股管；

（2）腹白线因发育不全也可成为腹壁的薄弱点；

（3）手术切口愈合不良，腹壁外伤及感染，老年、久病、肥胖所致肌肉萎缩也是腹壁强度降低的原因。

另外，遗传因素、长期吸烟、腹腔肿瘤等也有可能导致腹股沟疝。

腹股沟疝有什么症状

大多数患者早期无明显不适，偶有腹股沟区钝痛，站立或过度用力时加重，平卧时好转，随着病程的延长，肿块逐渐增大，可出现腹胀、腹痛等症状。腹股沟疝如果不及时治疗，可能会引发以下危害。

1. 疼痛

腹股沟疝患者常常会感到腹股沟区域的隐痛或牵拉感，严重时可能出现剧痛。

2. 肠梗阻

腹股沟疝中的肠道可能被压迫，造成肠梗阻，引起恶心、呕吐、腹胀等症状。

3. 肠坏死

当腹股沟疝中的脏器（小肠、结肠、卵巢等）被压迫时，血液供应受阻，未及时处理可能发生绞窄、肠坏死的严重情况，甚至危及生命。

腹股沟疝有哪些类型

根据不同的分类依据，腹股沟疝有多种不同的分类，临床常按照疝发生的部位和疝内容物进入疝囊的情况进行分类。

1. 易复性疝

疝内容物很容易回纳入腹腔，在站立或活动时肿块出现，平卧休息或用手推送后可回纳入腹腔。

2. 难复性疝

疝内容物不能完全回纳入腹腔，但不引起严重症状者。

3. 嵌顿型疝

疝内容物强行扩张疝囊颈而进入疝囊，疝囊颈弹性收缩，将疝内容物卡住。疝内容物卡顿在缺损处或孔隙处，受到压迫，可伴有疼痛、肠梗阻等症状，但未发生缺血坏死。开篇王大爷的疝就属于这一类型。

4. 绞窄性疝

肠管嵌顿如不及时解除，肠壁及其系膜受压情况下绞窄不断加重，可使动脉血流减少，最后导致完全阻断，疝内容物出现缺血坏死，导致肠穿孔、腹膜炎等并发症，严重时可危及生命。

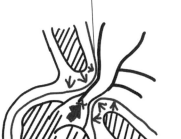

腹腔内容物强行扩张疝囊颈进入疝囊

疝囊颈弹性收缩，将疝内容物卡住

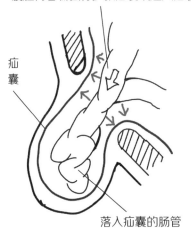

疝囊

落入疝囊的肠管

嵌顿的疝内容物

如何预防腹股沟疝

预防腹股沟疝的关键是保持腹壁肌肉强度。这可以通过定期锻炼腹肌、避免过重的负荷和正确的姿势来实现。此外，避免长时间用力排便、减少肥胖和戒烟也有助于预防腹股沟疝的发生。

腹股沟疝如何自诊

自诊腹股沟疝可以通过以下步骤进行初步判断。

1. 观察症状

注意是否出现腹股沟部位的突出物、肿胀、疼痛或不适感等症状。

2. 仔细触摸

用手指轻轻触摸腹股沟部位，检查是否有突出物、肿胀或可触及的肿块。

3. 体位检查

在站立或躺平的情况下，观察和检查突出物或肿块在不同体位下的变化。

4. 咳嗽实验

轻轻咳嗽，用手按压腹股沟区域，观察是否有突出物或肿块的变化。

怎样治疗腹股沟疝

许多人认为，疝气不痛不痒，因此不需要治疗，其实并不是这样的。得了疝气，就像好好的衣服破了一个洞，如果不补，洞就会越来越大。同理，疝随着时间的推移也会越来越大，容易引起并发症，拖得越久，治疗越困难。因此，得了腹外疝不可小视，莫以"疝"小而不为。

1岁以下的婴幼儿可暂不手术，必要时可使用小儿疝气带。但若腹股沟疝很大，或反复突出还纳失败，嵌顿时间过长，也应尽快接受手术治疗。

成年人的腹外疝是不能自愈的。成年人得了腹外疝，手术是治愈的唯一手段。腹外疝的手术方式较多，分为传统的开放手术和微创的腹腔镜手术，可根据每个人的具体情况，并结合医生的建议具体选择。

总之，腹股沟疝是一种常见但也可能导致严重并发症的疾病，对患者的生活质量和健康造成了一定的影响。但是腹股沟疝并不可怕，及早治疗是关键。我们应该走出腹外疝认识误区，科学就医，做到早发现、早诊断、早治疗，及时接受正规专业的治疗，消除隐患，保护我们的健康。

第15计

"肠"通无阻，"大"事顺利

　　排便是生活中最平常的事情，但是，你知道吗，看似简单平常的一件事，对于有些人来说却非常困难。便秘困扰着很多朋友，尤其是老年人，严重影响着他们的生活。今天我们一起了解下便秘的预防与治疗。

什么是便秘

　　便秘是指排便次数减少，同时排便困难、粪便干结。正常人每日排便1～2次或1～2日排便1次，而便秘患者每周排便少于3次，并且排便费力，粪质硬结、量少，部分患者可能长达一周以上都不排便，严重者药物也无法促进排便，需进行手术治疗。

为什么会便秘

影响排便、造成便秘的因素很多，主要有以下几种因素有关：

1. 年龄

老年人便秘的患病率较青壮年明显增高，主要是随着年龄增加，老年人的食量和体力活动明显减少，胃肠道消化功能减弱，水分过度吸收引起的。

2. 不良生活习惯

（1）饮食因素：饮食不规律，暴饮暴食，摄入饮食过量超出消化系统负荷，造成肠道阻塞便可引发便秘；饮食过少，缺乏足够的膳食纤维和储粪量，不足以刺激直肠产生排便反应，亦可引起便秘。

（2）排便习惯：有些人没有养成定时排便的习惯，常常忽视正常的便意，致使排便反射受到抑制而引起便秘。部分患者因工作因素，不能在有便意时及时排便，久而久之也会导致排便不畅。也有部分患者因喜欢在排便时玩手机、看书等，无意识地抑制排便，造成排便反射感觉降低。

（3）运动量不足：某些疾病和肥胖因素，致使患者活动减少，特别是因病卧床或坐轮椅的患者，活动量过少，使得肠蠕动减慢，肠内容物通过时间延长，肠内水分被过度吸收，粪便干结，排便更加受阻，从而导致恶性循环。

3. 精神心理因素

抑郁、焦虑、强迫症等心理障碍患者容易出现便秘。

4. 肠道病变

肠道的病变，如炎症性肠病、肿瘤、疝、直肠脱垂等，此类病变可导致功能性出口梗阻，从而引起排便障碍。

5. 滥用泻药

长期使用泻剂，尤其是刺激性泻剂，可造成肠道黏膜神经的损害，降低肠道肌肉张力，反而导致便秘加重。

便秘有哪些危害

（1）能引起或加重肛门直肠疾患，如肛裂、痔疮等。

（2）引起胃肠神经功能紊乱。

（3）引起大肠癌。

（4）诱发心肌梗死。

（5）诱发脑出血，导致猝死。

（6）晚期肝硬化患者易引起氨中毒。

（7）精神疾病：患者长期便秘可出现焦虑、抑郁症状，社会功能严重受损，不能胜任家庭和工作职责。

如何预防便秘

1. 坚持参加锻炼

对 60 岁以上老年人的调查表明，因年老体弱极少行走者便秘的发生率占15.4%，而坚持锻炼者便秘的发生率为 0.21%，因此鼓励患者参加力所能及的运动，如散步、走路或每日双手按摩腹部数次，以促进胃肠蠕动。

2. 培养良好的排便习惯

可练习每日晨起排便一次，即使无便意，亦可稍蹲一会儿，以形成条件反射。

3. 合理饮食

应多吃含粗纤维的粮食和蔬菜、瓜果、豆类食物，多饮水，每日至少饮水 1500 mL，尤其是每日晨起或饭前饮一杯温开水，可有效预防便秘。此外，应食用一些具有润肠通便作用的食物，如黑芝麻、蜂蜜、香蕉等。

4. 其他

防止或避免使用引起便秘的药品，不滥用泻药，积极治疗全身性及肛周疾病，调整心理状态，良好的心理状态有助于建立正常排便反射。

如何治疗便秘

1. 轻度便秘

轻微的便秘，无须药物治疗，生活上要注意以下几点。

（1）补充膳食纤维：水溶性和非水溶性膳食纤维对排便非常重要，如果平日的膳食纤维摄入不足，就容易引起便秘。成年人每天需要补充25～38 g膳食纤维，富含膳食纤维的食物包括全谷物、豆类、水果和蔬菜等。

（2）补充水分：饮水量不足很容易使大便干结，引发便秘。当然，如果膳食纤维摄入不足，喝再多的水也不一定能改善便秘。所以，正确的方法是膳食纤维和水分都要补充。

（3）培养规律的排便习惯：有些人在有便意的时候不排便，久而久之就会引起便秘，所以培养规律的排便习惯非常重要，包括：①在每天的同一个时刻排便，通常是晨起或饭后；②保证每次排便的时间充足，如果条件允许，最好进行10分钟以上；③有便意时尽快排便，不要拖延；④排便时可以将双脚放在小板凳上，有助于排便。

（4）其他典型治疗方法：①进行有规律的运动；②进行一些舒缓性的方式练习，如瑜伽、冥想、静坐等。

2. 中重度便秘

中重度的便秘需要药物治疗，甚至手术。药物一般分为两类，泻药类和促进动力类。

（1）泻药类：优点是目标明确，见效快，缺点是长期使用会损伤肠道功能而且不能彻底治愈便秘。①羧甲基纤维、琼脂、麦麸等容积类泻剂可以滞留粪便中的水分，增加含水量和粪便的体积，使大便体量达标，尽快完成运输、排出体外；②聚乙二醇、乳果糖、盐类（硫酸镁）等渗透性泻剂能够把水吸引到肠道里，使肠内形成高渗状态，润通肠道，减少阻力，让大便顺利排出；③蒽醌类（番泻叶、芦荟、大黄）、蓖麻油等作用于肠神经系统，刺激肠道蠕动促进排便，不过长期使用蒽醌类药物可导致大肠黑变病；④利那洛肽、鲁比前列酮等促分泌药，可刺激肠液分泌，促进排便；④甘油、开塞露等药物，既有极强的吸水性又有油性可让肠道更润滑，排便更顺畅，但不能经常使用。

（2）促进动力类：促进动力药可以让懒洋洋的大肠充满干劲、促进蠕动，让平滑肌缩放自如，顺利完成塑形、运输和排出，如莫沙比利、普芦卡必利便可增加肠动力，缓解便秘问题。

需要提醒大家的是，便秘比较严重的患者，不要盲目应用胃肠动力剂或泻药，要及时就医，进行科学的治疗。希望所有人都能够拥有"肠"通无阻的人生。

第16计

久坐久站小心"蚯蚓腿"

小腿肚上的"蚯蚓",相信不少人都看到过,这可不是什么腿肚子里有虫子,而是小腿里的静脉曲张了,"爬"到了小腿表面,医学上称为大隐静脉曲张。大隐静脉曲张严重影响着腿部的美观,女性患者在炎热的夏天也不敢穿裙子露出双腿。今天我们就来了解下大隐静脉曲张的危害、治疗和预防。

什么是大隐静脉曲张

下肢静脉分为深、浅两套系统,一套为深静脉,是负责下肢静脉回流的主角;一套为浅静脉,是负责下肢静脉回流的配角。浅静脉包括大隐静脉和小隐静脉,大隐静脉起自内踝前内侧,止于大腿根部;小隐静脉起自外踝后外侧,止于腘窝。

大隐静脉曲张是静脉瓣膜病变、血液瘀滞、静脉管壁薄弱等原因，导致的静脉迂曲、扩张，形成像蚯蚓状的隆起，多发生在下肢小腿前内侧。大隐静脉曲张是生活中及临床上常见的血管病变，发病率较高，有研究表明，大隐静脉曲张的患病率在 10% ~ 30%，我国成年男性和女性大隐静脉曲张发生率分别为 25% 和 15% 左右，且发病率与年龄呈正相关，值得引起广泛重视。

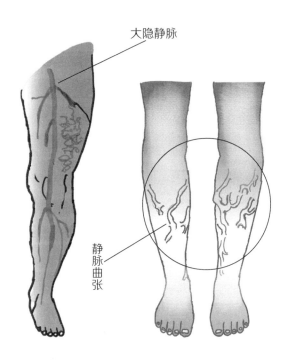

大隐静脉

静脉曲张

哪些人群容易患大隐静脉曲张

引起大隐静脉曲张的主要原因有 2 种，一种是因为先天的静脉壁薄弱和静脉瓣膜功能不全，另一种是因为静脉压力增加。例如有静脉曲张家族史的，静脉瓣膜功能不全就容易导致大隐静脉曲张。体重超重、孕妇、长久站立或久坐不动、不爱运动等人群，则可能会因静脉压力增加而导致静脉曲张。因此这种疾病常见于长期站立或体力劳动者，如教师、厨师、外科医生、护士、理发师、交警等。

大隐静脉曲张有什么表现

静脉曲张早期除了外观上的青筋突出，一般没有症状，但是随着病情的进展（一般要经过数年至数十年不等），其危害便会渐渐显现。临床表现分为下面几个阶段。

阶段一：毛细静脉扩张期

这个时期最主要的表现是皮肤上出现细小的血纹、血丝，患者经常感觉腿发胀、发沉，长时间走路会不舒服。

阶段二：大血管有迂曲、扩张、成团

这个阶段可以说是真正意义上的静脉曲张了，很多患者也是这个时候才去医院看病的，因为腿看上去已经有明显的异常了，青筋暴露，好像有一条条蚯蚓趴在腿上。

阶段三：水肿

患者的腿会出现水肿，典型的特点是早晨轻、下午重。这是因为人在睡觉的时候，身体放平了，静脉回流得比较好，可白天站了一天后，由于重力的原因，血液回流变差，水肿就明显了。

阶段四：色素沉着

患者局部的皮肤颜色会变深，有的地方甚至会变黑。这是因为血液里面的红细胞渗到皮肤里沉着下来，在临床上叫色素沉着。

阶段五：老烂腿

当色素在皮肤里沉积一段时间以后，皮肤的正常代谢会受到影响，皮肤也会因此变得很薄弱，可能稍微碰一下或抓一下腿部皮肤就破了，这就是俗称的老烂腿。

老烂腿有一个特点，那就是一旦破了就不容易好。因为破溃的地方本身就堆积着很多静脉血，造成了局部压力的升高，这种情况下，皮肤一旦破了，伤口就很难愈合。

阶段六：反反复复，长好又破

皮肤破了长，长了破，是这个阶段的特点。这时患者通常会四处寻医问药，破损的皮肤可能会暂时长好，但通常都好景不长，甚至走走路就又破了。这是因为虽然表面皮肤长好了，但是治标不治本，静脉曲张没有治好，真正的病因没有去掉，伤口是无法完全愈合的。

如何治疗大隐静脉曲张

对于症状较轻的大隐静脉曲张，可以选择保守治疗，比如改变生活方式、药物干预治疗、穿戴医用弹力袜等。

对于症状严重的大隐静脉曲张，通常需要手术治疗，高位结扎联合传统抽剥术是常见的方法，可以减轻患者的症状，改善生活质量，被广泛应用和接受。但其作为一种开放性术式，手术创伤相对较大，相比之下，高位结扎联合点式抽剥术是一种接受度更高的微创治疗大隐静脉曲张的手术方法。

随着临床治疗技术的不断发展，泡沫硬化剂腔内注射、激光闭合治疗等微创术式已经在大隐静脉曲张治疗中得到广泛应用。其中，硬化剂腔内注射治疗是通过向病变静脉内注射泡沫硬化剂，使曲张静脉形成致密纤维条索，阻断血流而发挥治疗作用。硬化剂腔内注射治疗对于曲张静脉内径大于 6 mm 的患者疗效欠佳，且泡沫硬化剂注射量不宜过多，泡沫硬化剂注射后有进入深静脉的风险。

如何预防静脉曲张

1. 避免长时间坐着或站立

长时间坐着、站立等可持续束缚血管，所以应尽量避免长时间坐着或站立，要适当活动，以缓解血管压力。

2. 穿着合适鞋袜

过紧的鞋袜会对血管产生压力，加重静脉曲张的发生，因此应选择透气性好、舒适合脚的鞋袜；有静脉曲张倾向时，可着弹力袜。

3. 饮食健康

多吃水果、蔬菜、全谷类、豆类等富含膳食纤维的食物，有助于促进肠道蠕动，减轻水肿，从而降低静脉曲张的风险。

4. 控制体重

体重过重会增加下肢压力，加重静脉曲张的发生，因此保持合适的体重有助于预防静脉曲张。

5. 避免吸烟

吸烟会增加下肢压力，加重静脉曲张的发生，因此应避免吸烟。

需要提醒大家的是，下肢静脉曲张后应及时去医院治疗，及早进行科学的治疗，可以延缓曲张的进展，拖得时间越久，治疗难度越大。

第17计

17

吃喝要适量，小心急性胰腺炎

每逢节假日亲朋好友相聚，免不了美酒佳肴、开怀畅饮。然而，"胡吃海喝"很可能诱发急性胰腺炎。那么，急性胰腺炎到底是怎么一回事？吃吃喝喝不是跟胃肠有关吗，为什么会牵扯到胰腺呢？今天我们就来聊一聊。

什么是急性胰腺炎

胰腺是位于人体上腹深部、胃后面的一个消化器官，分为外分泌部和内分泌部。外分泌部分泌包含胰酶的胰液，胰液流入肠道后被小肠液中的成分激活，活化的胰液能将食物溶解成极微小的营养物质，以便于肠道将这些营养物质吸收入血；内分泌部分泌胰岛素等激素，对血糖等营养物质的代谢调节起主导作用。

急性胰腺炎是一种严重的胰腺炎症性疾病，各种原因导致胰腺内部的胰酶异常激活，有活性的胰酶就和硫酸一样能将胰腺本身以及胰腺周围组织溶解消化。如果不及时治疗，可能会导致严重的并发症，甚至危及生命。因此，了解急性胰腺炎的预防和治疗方法对于生命健康至关重要。

哪些人容易患急性胰腺炎

1. 有胆道疾病病史的人群

胆道结石是胰腺炎最常见的病因，如胆囊结石或胆总管结石等。胆汁的排泄口和胰腺导管开口有一个共用的胆胰壶腹部，如果这个地方刚好被掉落的胆结石堵塞，会引起胰液排出受阻，胆汁反流到胰管内，从而引起胰腺组织不同程度的损害，这就是胆源性胰腺炎。

2. 暴饮暴食和过量饮酒的人群

在正常情况下，胰腺分泌的胰液只消化我们吃下去的食物，但暴饮暴食会使胰液分泌过度，激活胰液中的消化酶，然后堆积在细小的胰管内很难排出去，使胰管压力增大，诱发急性胰腺炎。此外，酒精本身就可直接损伤胰腺并诱发胰腺炎。

3. 高脂血症人群

甘油三酯降解可导致游离脂肪酸增加，直接损伤胰腺、堵塞毛细血管，诱发胰腺炎，且高甘油三酯及乳糜微粒可导致血液黏稠度增加，加重胰腺缺血坏死，更容易发展为重症胰腺炎，这就是高甘油三酯血症型胰腺炎。

4. 中青年人群

近年来，中青年群体的发病呈逐步上升趋势，主要与肥胖、血脂高、不良饮食习惯（油腻饮食、夜宵及过量饮酒）有关，所以合理的饮食习惯及适当的运动非常重要。

急性胰腺炎有哪些症状

1. 腹痛

腹痛是胰腺炎最常见的症状，通常在饱食或饮酒后发作。腹痛的位置通常位于左上腹，有时可放射至背部，程度轻重不一，严重时可能难以忍受。

2. 恶心呕吐

呕吐通常发生在腹痛之后，可以频繁发作。呕吐物通常为食物和胆汁。

3. 发热

胰腺炎可能导致发热，通常在发病后 2～3 天内出现。发热的原因可能是感染或炎症反应。

如何预防急性胰腺炎

1. 健康饮食

保持均衡、健康的饮食习惯是预防急性胰腺炎的关键。避免过度饮酒和暴饮暴食，因为这些行为会导致胰腺分泌过多的胰液，增加胰腺的负担。

2. 控制体重

肥胖是急性胰腺炎的一个危险因素，因此保持健康的体重非常重要。应通过合理的饮食和适量的运动来控制体重，降低患病的风险。

3. 定期体检

定期体检可以帮助我们及时发现潜在的健康问题。如果患有慢性胰腺炎、胆结石等疾病，应积极治疗，遵医嘱定期复查。

4. 避免药物滥用

某些药物如皮质类固醇、噻嗪类利尿剂等可能会增加急性胰腺炎的风险，在使用这些药物时，应遵循医生的建议，并注意可能出现的不良反应。

如何治疗急性胰腺炎

大部分急性胰腺炎都是轻症胰腺炎，通过补液治疗可在 1~2 周内恢复。但是有少部分为重症胰腺炎，有着很高的病死率。

一旦出现急性胰腺炎的症状，应及时就医，早期诊断和治疗可以降低并发症的风险。在急性胰腺炎发作期间，患者需要禁食，以减轻胰腺的负担。同时，通过静脉补液来维持水和电解质平衡。医生可能会使用止痛药、抗生素和抑制胰腺分泌的药物来缓解症状和控制炎症。如果同时合并胆道结石、胆管炎，可能需要急诊手术。如果出现并发症，如胰腺坏死、脓肿形成等，可能需要进一步的手术治疗。若出现脏器功能受损、严重感染，可能需要进行血液净化治疗。对于严重的高脂血症急性胰腺炎，可能需要血浆置换治疗。

在康复期，患者需要遵循医生的指导，逐渐恢复饮食，避免过度劳累和精神压力。循序渐进的康复锻炼是恢复健康的重要途径。

预防和治疗急性胰腺炎需要综合考虑生活方式、饮食习惯和医疗干预等方面。通过采取健康的生活方式、定期体检以及及时就医，可以降低患病的风险，并在疾病发生时得到及时有效的治疗。如果有相关症状或疑虑，建议及时咨询医生，尽早进行医学救治，拖延势必会加重病情，增加救治难度以及身体上的痛苦。

第 17 计 吃喝要适量，小心急性胰腺炎

第18计

修炼"菊花"宝典，不做"有痔"之士

痔疮是一种常见的疾病，老话说"十人九痔"，这并非空穴来风，据统计，我国城市居民患有肛肠疾病的成年人占51.14%，农村地区为40.27%。而痔疮的发病率在所有肛肠疾病中占87.25%，说明有很多人都会被此症困扰。那么，痔疮到底是怎么来的呢？如何才能不做"有痔"之士呢？

什么是痔疮

痔疮是全球范围内常见的慢性疾病之一，是各种原因导致直肠肛门周围的静脉回流不畅，发生静脉曲张，从而引发一系列临床症状的疾病。痔疮通常以齿状线为分界，分为内痔（起源于齿状线以上并被肛门黏膜覆盖）、外痔（起源于齿状线以下并被肛门外皮肤覆盖）和混合痔。

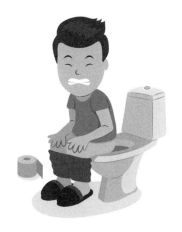

哪些因素会诱发痔疮

1. 久坐、久卧，不爱动弹

肛门内外分布着密集的神经和静脉血管，它们具有一定的弹性，而长时间不活动，很可能导致血液淤积、血管僵化，失去了弹性，最终可能变成痔疮。

2. 饮食不当、经常便秘

便秘患者在用力排便的过程中，会严重挤压肛周静脉血管导致腹压增加，长期不改善，就等于给痔疮留下机会。

3. 妊娠、分娩

女性怀孕、生产，以及肥胖也会导致痔疮的发生。

4. 年龄增加、身体老化

调查结果表明，肛肠疾病的发病随着年龄增长而增多。可以说，年龄越大，患痔疮的人越多。主要原因：一方面是中老年人的肌肉渐渐松弛，肛周收缩能力下降；另一方面是老年人血液流动性差，更容易发生静脉血瘀。

痔疮有哪些临床表现

1. 肛周出现凸起物

肛缘不知不觉出现无痛性柔软肿物，以及排便时从肛门里边脱出肛外的柔软肿物，或突然出现的质硬包块伴剧烈疼痛。如果是慢慢出现的质硬包块就不用担心是痔疮。

2. 便鲜红血

排便时滴出或喷射出鲜红色血，周期性发作。

3. 肛门突然肿痛

疼痛发作突然，之后会慢慢缓解，同时在肛周可触及肿物，触痛明显。

4. 肛门潮湿与瘙痒

虽然肛门潮湿与瘙痒不是痔疮特有的症状，但一旦出现，大概率便是患痔疮了，而且是比较严重的痔疮。

以上情况单独出现时便可以初步判断患有痔疮，若是几种情况叠加，说明痔疮可能比较严重，需要去医院做相应检查。

怎样才能远离痔疮

1. 改变生活习惯

避免久站久坐，要经常换个姿势，让身体放松一下。

2. 改善饮食习惯

保持大便通畅，减少便秘，可以有效预防痔疮。多吃麸皮、麦片、蔬菜水果，特别是韭菜、菜心梗等纤维含量高的蔬菜。避免食用辛辣、油炸食品，减少烟酒摄入。

3. 锻炼肛门括约肌

（1）仰卧，双腿抬高，模拟骑车动作，在空中交替蹬踩。

（2）收缩肛门，上提括约肌，1 天做 5 组，每组 20 下。

（3）花洒头冲洗：便后可以用花洒头冲洗，用水流刺激按摩，冲击肛门 5 分钟。

（4）睡前泡温水：睡前可以用温热水浸泡肛门15分钟，并在此过程中做收缩肛门的动作。

（5）定时排便：适量吃缓泻剂，养成定时排便的好习惯。

（6）按摩腹部：便秘者可以由左到右打圈按摩腹部，这是粪便从形成到排出的路径，按摩腹部可以促进肠道蠕动，改善便秘。

痔疮的治疗手段有哪些

1. 保守治疗的手段

（1）忌辛辣刺激性食物，少吃辣，不要喝酒。

（2）清淡饮食，多吃富含膳食纤维的蔬菜水果，多喝水，保持大便通畅。

（3）养成良好的排便习惯，不要长时间用力排便，防治便秘也不要出现腹泻，不要频繁上厕所，一天一次大便最好。

（4）避免久坐和久蹲，保持肛周血液循环通畅。

（5）保持肛周清洁。有外痔的患者，肛周不易清洁，便后可能擦不干净，大便残留容易诱发湿疹、瘙痒等情况，所以每次大便之后，建议用清水冲洗肛周，或者使用湿厕纸，保持肛周清洁。

（6）有意识地收缩肛门，多做提肛运动，找到用力夹断大便的感觉。提肛运动可以促进肛周血液循环，如果提肛后出现疼痛、坠胀等不适，就停止运动。

（7）回纳痔疮。痔核从肛门脱出以后，如果不及时回纳，可导致血流不通畅，越来越肿，越来越疼，最后连走路都困难。所以，痔核掉出来以后，如果不能自行回纳，请及时用手将其推回肛门里。如果难以回纳，可以在痔疮上涂抹痔疮膏，慢慢按摩，然后推回去。

（8）温水坐浴。买一个专门坐浴的盆，里面倒入40℃左右的温水，然后把臀部泡在温水里面，每次10~15分钟，一天2次。温水坐浴能够促进肛周血液循环，缓解肛门括约肌痉挛，可以减轻疼痛，让痔疮消肿，效果很好。

（9）有一些药物可以缓解痔疮的症状，包括口服和外用的。外用的有各种痔疮膏和痔疮栓，例如马应龙痔疮膏、普济痔疮栓、太宁等，急性发作期的时候可以使用。口服的药物有消脱止、地奥司明片、柑橘黄酮片等。

经过保守治疗，水肿、便血、内痔脱出、疼痛等症状可以消失，如果症状消失了，就相当于治愈了，以后要养成良好的生活饮食习惯，忌辛辣刺激性食物，保持肛周清洁，保持大便通畅，防止痔疮再次发作。

2. 手术治疗

Ⅲ、Ⅳ度内痔或者混合痔，以及严重的血栓性外痔、痔疮大出血，保守治疗无效或者效果不好，严重影响患者生活质量，建议积极地进行手术治疗。

痔疮的发病率一直居高不下，且呈上升趋势，与现代人的生活习惯密不可分。其实，只要我们平时注意合理饮食，适当锻炼，养成良好的排便习惯，是可以有效预防痔疮发生的。

让"好朋友"的拜访更加规律

让人既爱又恨的"大姨妈"——月经

月经是指伴随卵巢周期性变化而出现的子宫内膜周期性脱落及出血，月经规律的出现是女性生殖器官发育成熟的标志，属于生育期妇女重要的生理现象。

其实，月经还有很多风趣的名字，比如"好朋友""亲戚""例假""大姨妈"等。

1. 月经的出身

先来看看月经的出身。女性在出生时，卵巢里就有 70 万~ 200 万个原始储备卵泡，在生长发育过程中，多数原始卵泡会夭折，仅有少数能够幸存到青春期。从青春期开始，每月会有一批卵泡开始发育，但一般只有一个卵泡能发育成熟。

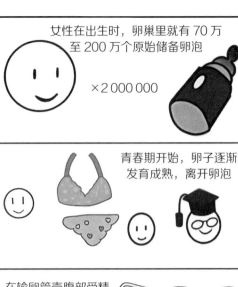

女性在出生时，卵巢里就有 70 万至 200 万个原始储备卵泡

×2 000 000

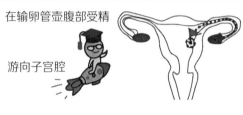

青春期开始，卵子逐渐发育成熟，离开卵泡

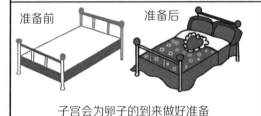

在输卵管壶腹部受精

游向子宫腔

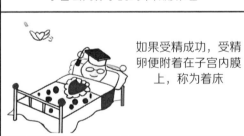

准备前　　准备后

子宫会为卵子的到来做好准备

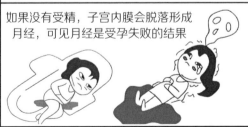

如果受精成功，受精卵便附着在子宫内膜上，称为着床

如果没有受精，子宫内膜会脱落形成月经，可见月经是受孕失败的结果

到了青春期，随着下丘脑－垂体－卵巢轴功能逐渐完善，在下丘脑的调控下，垂体前叶会分泌促性腺激素，即卵泡刺激素和黄体生成素。前者主要促进卵泡生长，后者则促进卵泡的成熟和卵子的排出。

在排卵前，成熟卵泡分泌雌激素，当血液循环中的雌激素浓度达到对下丘脑起正反馈作用的峰值（约 200 pg/mL）时，就会促使下丘脑释放大量的促性腺激素释放激素，继而引起垂体释放黄体生成素达高峰（约 80 U/L）。黄体生成素高峰的出现可进一步促使卵泡成熟并排出卵子，随之还排出卵子的外壳，成为黄体。

卵泡生长发育的同时，子宫内膜在雌激素的作用下不断变厚。卵巢排卵后，在黄体分泌的孕激素的作用下，子宫内膜更加蓬松，时刻为受精卵的安家落户做准备。如果排出的卵子遇到精子，受孕形成受精卵，就会继续发育成胚胎、胎儿，直到分娩。如果卵子没有遇到精子，没有受孕，在排卵后 14 天左右，黄体便开始退化，孕激素和雌激素的分泌也会迅速减少，子宫内膜突然失去这两种激素的支持，内膜血管就会收缩，导致子宫内膜失去血供而萎缩、坏死并脱落，血液与脱落的子宫内膜自阴道排出，就是我们所说的"月经"。

从自然生理的角度看，月经是受孕失败的结果。但即使屡败，子宫内膜也总是未雨绸缪，为每一次可能的受孕做好准备。月经期后，新一轮的卵巢周期开始，新的一批卵泡开始发育，人体进入下一个月经周期。如此周而复始，渐成规律，就形成了月经的周期性。

2. 认识月经周期及月经期

女孩第一次来月经叫月经初潮，初潮的出现标志着女性已经步入了青春期，这个时间一般在 12 ~ 15 岁，但也可能在 10 岁或 16 岁。地理环境、种族、生活条件、遗传与身体健康状况等多方面因素都可以使初潮提前或者延后。

初潮后，需经 4 ~ 6 年的时间才会形成规律、周期性的月经，这个周期平均为 28 天，但也可能提前 7 天或延后 7 天，只要周期一直是规律的，几乎都可以认为是正常的。每次月经持续的时间称为"经期"，一般为 2 ~ 8 天，平均 4 ~ 6 天。

正常的月经具有一定的周期性和自限性。出血的第 1 天为月经周期的开始，两次月经第 1 天之间的间隔称为"1 个月经周期"。

3. 月经血脏吗?

月经血除了血液外，就是子宫内膜碎片、宫颈黏液及脱落的阴道上皮细胞。经血本身没有细菌，是"干净"的，但它却是细菌和其他微生物良好的培养基，所以月经期需要注意卫生，防止生殖道感染。

4. 月经期一定会有腹痛吗?

一般而言，月经期无特殊症状，但经期由于盆腔充血以及某些特殊物质（例如前列腺素）的作用，有些女性会出现下腹及腰骶部不适或子宫收缩痛，还可能出现腹泻或便秘等胃肠道紊乱症状。少数女性也可能有头痛和轻度神经系统不稳定症状，如烦躁、易怒、易伤感等。

5. 该如何应对月经期腹痛?

如果痛经不严重，可以通过充足休息、注意保暖、喝姜茶和红糖水等一些活血的饮品，或者适当服用一些前列腺素抑制剂类药物（如布洛芬片）来缓解疼痛。但是，如果月经期或者月经前后出现难以忍受的下腹痛，就需要警惕是不是患上了某些疾病，最常见的就是子宫内膜异位症和子宫腺肌病。

"月经不是病，疼起来真要命。"如果痛经严重，真的难以忍受，那就及时去医院就诊，切勿硬撑。

6. 月经期需要注意什么?

月经是女性正常的生理现象，但初入青春期的女性会感到彷徨与焦虑，作为父母，应该在适当时候告诉孩子这一生理现象的来由，并教会孩子正确面对。

月经期除了不要进行重体力劳动和剧烈的体育运动外，还要注意经期卫生。月经期不要游泳和盆浴，也不能过分贪凉，否则会引起不适甚至痛经。

7. 女性月经期一般持续多少年？

自然状态下月经永久性的停止就是绝经，中国女性的平均绝经年龄在 48～52 岁之间。如果一个女性 12 岁月经初潮到 49 岁月经终止，她的月经期就是 30 多年。女性一生中的生育期也就是来月经的年限长短有个体差异，会受多种因素的影响，比如生育情况、哺乳时间长短、遗传因素、生活地域以及作息规律与否等。

经血到底是什么颜色

1. 经血颜色深还有血块，是不是不正常？

想要通过经血颜色甄别健康，首先要了解月经的组成。

月经的组成包括 3/4 的动脉血、1/4 的静脉血以及子宫内膜组织碎片、宫颈黏液及脱落的阴道上皮细胞，还有活性酶及生物因子。动脉血含氧量较高，颜色鲜红，静脉血含氧量较低，颜色偏暗，呈深紫色，所以月经的颜色一般由这两种颜色混合而成。

月经刚来的时候，子宫内膜脱落较少，经血大多是淡粉色；月经中期血量增大，颜色加深，呈暗红色；在月经末期，血流速度减慢，血量减少，即会出现褐色、暗红色或者咖啡色。由于经血中含有促使血液不凝集的物质（纤维蛋白溶酶），所以月经血一般不会凝固。但如果月经量过多，抗凝血物质供给不足，也会形成血块。

2. 影响经血颜色的因素有哪些？

首先是月经量，月经量多，血液容易自宫腔流出，月经的颜色就会比较鲜艳；当月经量少时，血液从宫腔流出的时间变长，月经颜色就会加深。

其次是卫生巾更换的频率，经血中含有的铁元素会随着时间慢慢氧化，因此，卫生巾更换频率越低，卫生巾上经血的颜色就会越暗。

然后，人体在月经期间会释放抗凝血物质，促进月经的快速排出，而当月经量增大，抗凝物质无法及时供足，经血就会凝结成块，颜色也会加深。

最后一个因素是月经期间长时间坐、卧躺，这样会导致经血累积在宫腔及阴道里，出现不同程度的深褐色、深紫色，并同时呈现块状，所以月经期要适当运动。

如果经期经常看到大量鲜红色出血以及大量血块排出，短时间内没有减少的趋势，或者伴有腹痛、头晕、心悸等不适，万万不可想当然以为是身体在"排毒"，等"排干净"就好了，需提高警惕，及时就医。

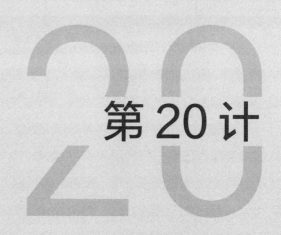

第 20 计

月经失调知多少

如何评估自己的月经是否失调

1. 从四个维度衡量月经是否正常

第一个维度是月经的周期。相邻两次月经第一日之间的间隔长度，叫月经周期，标准为（28±7）天。

第二个维度是月经周期的规律性。一般，月经周期的变化天数不会超过 7 天。简单来说，如果月经周期时长时短，有时是 21 天，有时 35 天，就是不正常的。但如果月经周期很短，始终维持在 21 天，或者月经周期很长，始终 35 天，都属于周期规律的月经。

第三个维度是经期的长度。月经期间持续出血时间在 7 天以内都属于正常情况。

第四个维度是月经量。月经量是按照整个经期来计算的，以前的标准是 20 ~ 80 mL，与现在的标准相比有些许"死板"，有时甚至会造成女性对月经量的过度焦虑。目前看经血多少不强调多少毫升，主要根据个人主观感受来判断，跟既往的月经量做对比。如果自我感觉月经量较多，影响到身体、社交、情绪或日常生活，这就是月经过多；如果自我感觉月经量较以往明显减少，就是月经过少。

偶尔一次的月经不规律不用过度焦虑，在排除怀孕的基础上可以继续观察，如果自己无法判断，建议及时就医。

明白了衡量月经的四个维度，大家可以对照一下自己的月经是否失调。

2. 月经失调的相关症状有哪些？

（1）月经失调可以表现为月经周期的异常，包括月经频发、月经稀发和不规律月经。月经频发是指周期小于 21 天；月经稀发是指周期大于 35 天；不规律月经指的是月经周期的波动大于 7 天。

（2）月经经期的异常，目前没有经期过短这一诊断，如果经期大于 7 天即为经期延长。

（3）月经经量异常，包括月经过多和月经过少。

（4）月经失调的症状还包括经间期出血和突破性出血。经间期出血是指有规律的、在可预期的月经之间发生的出血，如排卵期出血。突破性出血是指周期性使用雌、孕激素组合制剂期间计划外的出血。

月经"拖拖拉拉"是怎么回事

相信很多人都有过月经拖拖拉拉，很长时间才结束的情况，医学上叫月经经期延长。经期延长的原因有生理因素和病理因素两方面。

1. 生理因素

生理因素包括情绪异常、压力过大、生活环境改变、过度劳累、睡眠不足等，还包括长期使用避孕药或带节育环，这些都有可能引起经期延长。

2. 病理因素

病理因素例如子宫肌瘤，尤其是子宫黏膜下肌瘤和子宫腺肌症，以及炎症性疾病，如子宫内膜炎、内膜息肉等。还有排卵障碍和子宫内膜不规则脱落、血液系统疾病，如血小板减少、再生障碍性贫血等，也可能会引起严重的子宫出血，经期延长。

近年来，随着剖宫产率上升，剖宫产术后子宫瘢痕憩室的发生率也随之增加，这种疾病也会导致经期延长。

"大姨妈来了个寂寞"是怎么回事

"大姨妈来了个寂寞"就是指月经量过少，原因包括以下几个方面。

1. 生活习惯

作息不规律、压力过大和过度疲劳都会抑制下丘脑－垂体－卵巢轴的正常运行；过度运动、快速减肥或过度节食等可使体重、体脂下降过快，或暴饮暴食引起体重增长过快，会导致内分泌异常，也可能引起月经过少。

2. 年龄因素

（1）青春期女性，下丘脑－垂体－卵巢轴未成熟，内分泌代谢会出现波动，常出现月经不规律及经量时多时少。

（2）围绝经期女性，下丘脑－垂体－卵巢轴功能趋向退化，内分泌功能也会出现波动，常表现为月经不规则、经量减少等。由于围绝经期女性子宫内膜变化有导致子宫内膜癌的风险，所以出现月经不规律或经量异常时，一定要去医院就诊。

3. 医源性因素

人流次数较多、产后刮宫导致的宫腔粘连等，也会导致经量减少或闭经。

4. 药物因素

有一些药物也会导致经量减少，如口服短效避孕药、治疗精神疾病的药物、抗肿瘤药物雷公藤片、溴隐停或者放置曼月乐环等。

5. 疾病因素

一些疾病可能引起月经量少，主要有子宫内膜炎、结核、排卵障碍以及雌激素产生减少，如多囊卵巢综合征、卵巢早衰、甲状腺功能减退或亢进、垂体病变等，通常在治疗相关疾病后，月经便能逐渐恢复正常规律。

最后，最需要警惕的就是先兆流产，因为怀孕也会出现阴道少量流血，部分女性却误以为月经只是推迟了几天而已，不用放在心上，这种想法万万要不得。所以，有性生活的女性出现月经推迟及月经量减少，一定尽早就医。

月经过多是在排毒吗

在门诊经常遇到一些女性患者面色苍白、体弱无力，甚至在等待问诊和检查的过程中晕倒，待仔细询问病情及检查后才明白，原来是经血过多导致贫血引起的。经血过多起初只是一个看似不起眼的症状，但如果不重视，最后有可能会发展成一个大问题，住院、输血且不说，甚至还得刮宫。

有些女性因为长期月经量较多，但是没有明显影响自己的生活质量，便不重视这个问题，甚至以为这是身体在"排毒"，这是非常错误的想法。

1. 如何判断月经过多

为了避免以上情况的出现，我们可以从以下客观情况判断自己是否月经过多。

（1）每小时至少换一次卫生巾或者卫生棉条。

（2）半夜也需要起床换卫生巾。

（3）每次都需要超大的卫生巾才能勉强维持一段时间。

有这些情况，就说明该找医生看诊了。

2. 导致月经过多的病因

（1）全身性疾病，如血液相关疾病。

（2）生殖系统疾病，如子宫内膜息肉、排卵障碍、子宫黏膜下肌瘤、子宫内膜病变、子宫动静脉畸形等。

月经失调的应对措施

1. 对症治疗

偶尔一次的月经不规律，在排除怀孕的基础上，可以选择暂时观察。如果出现明显的月经不规律情况，应当及时就医，明确病因，根据医生的指导进行治疗。

2. 注重日常生活调理

养成良好的生活习惯，排解过大压力，保持情绪稳定，才能让经血更顺利的排出。在饮食上要做到健康膳食，合理搭配蔬菜、肉蛋、主食，确保适量摄入身体所需的各项营养物质，不要过度节食，不吸烟酗酒，也不要滥用药物，适当的运动与足够的睡眠时间，才是留住健康的法宝。

月经失调不可怕，可怕的是讳疾忌医。现在是信息时代，日常很容易接收到一些有误的信息，例如，月经量少是血管堵塞，需要做血液净化；月经量多、淋漓不尽是因为毒素太多，需要做深层排毒；经血颜色深、有血块是宫寒，需要做卵巢保养等。如果本来稳定的月经忽然出现了异常，我们应当找医生明确病因，进行科学治疗，不要因为网上五花八门的信息和所谓的"健康月经"的标准，而对自己的月经情况过度焦虑，甚至随便服用一些成分不明、未经临床验证的"调经丸"。

第 21 计

寻找消失的"大姨妈"

什么是闭经

通过前面的阅读,我们已经知道月经初潮的平均年龄为 12 ~ 15 岁,但也可能为 10 岁或 16 岁。如果女孩子在 14 岁以后第二性征未发育(如乳房发育、阴毛出现等),或者 16 岁以后第二性征已经发育但月经还未来,家长们就该注意了,孩子应该属于原发性闭经,需排除卵巢或者子宫等生殖器官发育异常问题。当经历正常月经周期后,月经停止 6 个月以上,或按自身原来的月经周期停止 3 个周期以上,排除怀孕,就该考虑是否为继发性闭经了。

生活中,很多女性对闭经现象不了解,以为只是偶尔的饮食、睡眠或情绪不佳引起的,但其实闭经是月经失调的极端情况,主要是主管女性生殖的下丘脑 - 垂体 - 子宫卵巢生殖轴中的某一环节出现了问题,应当引起足够的重视。

闭经的原因有哪些

1. 生理性原因

有些是显而易见的，比如青春期前、妊娠期、绝经以后的月经不来潮。

2. 病理性原因

除生理性闭经外，其他情况引发的闭经都是病理性闭经。依据出现问题的部位的不同，可以将闭经区分为下丘脑性闭经、垂体性闭经和生殖器性闭经。

我是下丘脑，我生病时，释放的促性腺激素释放激素减少，导致垂体促性腺激素分泌不足，卵巢分泌的雌孕激素减少，引起下丘脑性闭经。

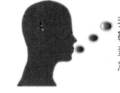

我是垂体，我爱生的疾病有肿瘤空蝶鞍综合征、先天性病变，以及生长激素缺乏症和产后大出血导致的腺垂体急性梗阻和坏死。

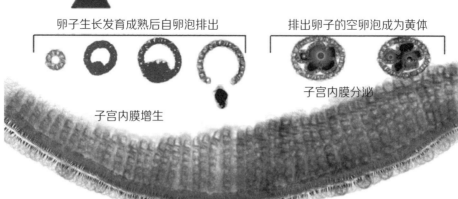

卵子生长发育成熟后自卵泡排出

排出卵子的空卵泡成为黄体

子宫内膜分泌

子宫内膜增生

闭经的发病原因及发病机制内容较枯燥，我们不需要全部记住，这里用导图简单说明。

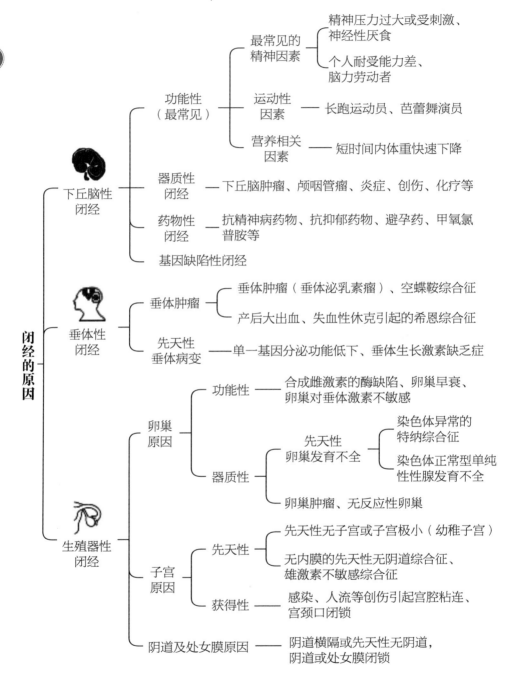

（1）下丘脑性闭经又包括功能性闭经、基因缺陷性闭经、器质性闭经和药物性闭经。功能性闭经多因一些应激因素、运动性因素、营养因素等引起，比如短时间内体重快速下降，此类闭经若治疗及时可逆转。

引起器质性闭经的常见原因有脑部（下丘脑）肿瘤、颅咽管瘤、炎症、创伤和化疗等。长期使用如抗精神病药物、抗抑郁药物、避孕药、甲氧氯普胺等药物可引起药物性闭经。

（2）垂体性闭经常见的原因有垂体肿瘤、空蝶鞍综合征、先天性垂体病变、垂体生长激素缺乏症、希恩综合征。

（3）卵巢性闭经可能由先天性卵巢发育不全导致，又分为染色体异常型（表现为特纳综合征，如身材矮小、肥胖、乳头发育不全等）和染色体正常型（单纯的性腺发育不全）。

另外，合成雌激素的酶缺乏、卵巢对垂体促性腺激素不敏感以及卵巢早衰也可引起卵巢性闭经。

（4）子宫性闭经分为先天性和获得性闭经。先天性闭经包括副中肾管发育异常导致的先天性无子宫或子宫极小（幼稚子宫），以及无内膜的先天性无阴道综合征和雄激素不敏感综合征。

（5）一些引起雄激素升高的疾病如多囊卵巢综合征、先天性肾上腺皮质增生症、分泌雄激素的肿瘤等，还有桥本甲状腺炎和毒性弥漫性甲状腺肿等甲状腺疾病也可引起闭经。

一旦"大姨妈"没有如期而至，我们不要抱有侥幸心理，别以为只要等一等，月经就会来，正确的做法应该是尽早查清原因，及时治疗。

在查找原因时，应该做哪些检查

大家要如实且详细地向医生提供月经史、婚育史、服药史、子宫手术史、家族史、生长发育史及可能的病因等信息，并且接受全面的查体和辅助检查。

医院常用的辅助检查项目有激素水平测定、孕激素试验和雌孕激素序贯试验。

如果在服用雌、孕激素期间，激素水平测定建议在停用激素2周后进行，未服用激素者可在任意时间检查。检测内容包括女性激素六项、甲状腺激素及胰岛素等，根据各激素水平分析闭经原因。孕激素试验和雌孕激素序贯试验可根据口服激素停药后的出血情况判定可能的病因。

还有其他辅助检查，如怀疑染色体异常型的染色体检查、超声检查、基础体温测定，判断有无排卵、头痛、泌乳或者是高泌乳素血症，同时进行头颅磁共振或CT检查。如果有明显男性化体征，应进行卵巢和肾上腺超声或磁共振检查。

如何治疗闭经

一经诊断，应该立即启动治疗。除了明确病因对症下药外，辅助治疗也很重要。

青春期的女孩激素和情绪状况较不稳定，当受到不良刺激，如学习、考试负担过重，学校、家长给予压力过大时，也会出现闭经，这种情况应给予心理干预治疗。

除了心理因素，饮食营养也与生殖功能密切相关，应当建立合理的饮食结构。适当体育锻炼是必要的，但不宜过度。

激素治疗在闭经的治疗中占极其重要的位置，但不同的情况激素的应用方法有着很大的区别。对于有生育要求的闭经女性，可以在激素治疗的基础上进行促排卵治疗，而卵巢功能衰退者不建议进行促排卵治疗，无法进行促排卵治疗或者无法自然受孕者，可尝试辅助生殖治疗。

22

赶走多囊卵巢综合征

在导致月经失调的原因中，有一种疾病尤其值得注意，那就是多囊卵巢综合征。我们或多或少都听过多囊卵巢综合征的大名，它是最常见的引起育龄期女性闭经、不孕及代谢异常的妇科内分泌疾病之一。

多囊卵巢综合征严重影响患者的生育能力、生活质量、妊娠安全和远期健康，因此许多女性朋友对其非常焦虑，下面我们就来聊一聊多囊卵巢综合征的诊断和治疗。

多囊卵巢综合征的表现

首先，多囊卵巢综合征有一些特征性的表现，如以月经稀发、周期不规律、闭经、不规则子宫出血等为主的月经异常，以多毛、痤疮、肥胖、雄激素性脱发和黑棘皮病为典型的高雄激素血症表现，还有就是排卵障碍性不孕。

其次，有典型的超声表现，即卵巢多囊样改变。多囊的"囊"不是囊肿，而是多个发育不良的小卵泡，因不能达到成熟卵泡的大小，且功能差无法排出，因此堆积在卵巢里表现为多囊。但由于卵巢在整个月经周期中会出现各种各样的表现，所以只有在特定时间做超声检查才能遇到这样典型的声像图。

Tips 什么时候做超声检查？

（1）月经规律的女性，应该在月经周期的第3~5天行超声检查。

（2）月经稀发或闭经的女性，可在任意时间或应用黄体酮停药后出血的第3~5天检查。

（3）口服避孕药者应停药至少1个月后再检查，以减少药物的影响。

对有性生活的女性，阴超可以更清楚地观察卵巢；无性生活的女性可选择经直肠超声或腹部B超。

最后，以雄激素升高为代表的性激素异常以及胰岛素水平、血脂或血糖异常等内分泌系统异常也是多囊卵巢综合征的表现。高雄激素血症可以引起女性出现一些男性化的特征，如喉结突出、颞部秃顶、乳腺萎缩等。

当发现自己出现月经异常，伴有高雄激素表现，或者伴有卵巢多囊样改变时，就应该高度警惕可能得了多囊卵巢综合征。这个时候需要进一步检查，以排除可能引起高雄激素和排卵异常的其他疾病，以明确诊断。

看到这里，可能有的家长会发现青春期的孩子好像或多或少也有这些表现，便紧张得不得了，想要赶紧带孩子到医院检查。其实家长们不必过分紧张。

多囊卵巢综合征的诊断标准

（1）月经不调甚至闭经、稀发排卵或长期无排卵。

（2）有高雄激素血症的临床表现或实验室检查结果。

（3）超声显示"多囊"（单侧或双侧卵巢在一个平面看到直径小于10 mm 的卵泡 ≥ 12 个）或卵巢体积增大（ ≥ 10 cm³）。

在排除其他高雄激素血症病因后，以上 3 项中具备 2 项可诊断为多囊卵巢综合征。

但是，处于青春期的女孩生殖轴尚不成熟，月经不规律和卵巢多囊样改变都是常见的现象，因此青春期多囊卵巢综合征的诊断标准更加严格，并且建议在月经初潮半年后再对卵巢形态进行细致评估。

如何治疗多囊卵巢综合征

多囊卵巢综合征是一种慢性的内分泌代谢疾病，和糖尿病一样，虽然难以根治，但是可以有效控制。在治疗上应该掌握以下几个原则。

（1）要保持乐观的心态。该病属于代谢类疾病，需长期管理，再规范的治疗也很难起到立竿见影的效果，因此心理压力不要过大，要对治疗结局充满信心。长期过于紧张可能引起睡眠质量差，陷入抑郁、暴躁或者恐惧等情绪的恶性循环之中，进而影响神经内分泌，导致内分泌失调。

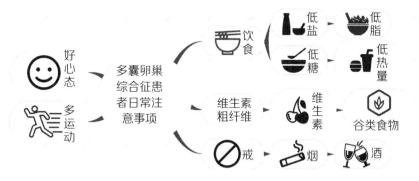

（2）要注意生活方式管理。饮食调节是多囊患者的首要任务。需注意食品结构的合理性，保证营养均衡摄入，保持低碳低脂饮食，多吃新鲜蔬菜和水果，保证足够的粗纤维和维生素、矿物质的摄入。适当吃一些姜茶等补中益气、健脾暖胃的食物。除饮食外，也要规律作息，适当运动。合并超重或肥胖的患者，体重减轻后可有效降低雄激素水平，雄激素水平下降后机体有一定概率恢复排卵。但是减肥应当适度，否则反而会影响内分泌。此外，戒烟、限酒等生活方式干预也非常重要。

（3）对于月经紊乱以及2个月未来月经的无生育要求患者，应当根据不同的生理阶段及体内的性激素水平，应用不同的激素治疗方案。治疗时间为调整至规律的月经周期即可。

（4）治疗高雄激素血症可选择以达英-35为代表的短效口服避孕药。无生育要求者可首选螺内酯，如果有严重的痤疮可考虑维A酸治疗，多毛可尝试物理疗法。

（5）积极调整代谢紊乱，对于多囊卵巢综合征合并糖耐量异常者，可使用二甲双胍进行药物治疗。

（6）对于有生育要求者，要积极促进生育，控制体重。当内分泌代谢接近正常时，可以尝试使用枸橼酸氯米芬、来曲唑等促进排卵。有一部分多囊卵巢综合征患者最终可能需要辅助生殖技术，也就是试管婴儿才能成功怀孕。

为什么建议多囊卵巢综合征患者多运动

首先，多囊卵巢综合征是一种代谢综合征，因此也会出现向心性肥胖、糖耐量异常或胰岛素抵抗、脂代谢异常、高血压等表现，多运动可以减少以上问题给身体健康带来的风险。

其次，同样是多囊，肥胖的患者相比瘦的患者出现排卵障碍的可能性更大。排卵障碍可能继发于胰岛素抵抗，胰岛素抵抗又可导致高胰岛素血症并刺激卵巢产生过量的雄激素，雄激素增高反过来又会抑制卵泡成熟。

运动作为减重的方法之一，可使卵巢雄激素分泌减少及血中游离雄激素下降，从而减轻高雄激素症状。此外，即使用药物促进排卵，超重的女性相对来说也难以获得较好的促排效果。

目前研究已经证实，通过运动和饮食控制能有效恢复排卵周期及提高妊娠成功率。肥胖无排卵的多囊患者，在体重减轻5%～10%时往往能恢复排卵周期。

最后，体重超标的女性在怀孕过程中，也容易出现很多其他问题，比如自然流产、早产的风险均会相应增加。同时，也增加了妊娠高血压疾病、妊娠期糖尿病、血栓栓塞和伤口感染等并发症出现的概率。可见，控制体重对生育和严重的代谢紊乱均有好处。

减重的方法有很多，在减重过程中要注意不要节食或进行过大强度的运动，合理的膳食和适当的运动是最健康的，有益于促进排卵和怀孕。

第23计

"好孕气"需要天时、地利、人和

　　都说女人的"孕气"与内分泌健康有直接的关系，那么，什么是妇科内分泌呢？所谓的妇科内分泌，指的就是随着青春期开始，再到育龄期，直到更年期月经结束，这段时间卵巢激素的变化。内分泌异常会引发许多相关疾病，比如常见的月经失调、高泌乳素血症、多囊卵巢综合征等都是妇科内分泌疾病家族的成员，这些疾病都会成为"好孕气"的拦路虎。

　　有女性朋友问："我都结婚两个月了还不怀孕，要不要查一下是不是不孕症呀？"答案是不用。不孕的定义是有正常的性生活，同居一年没有怀孕。两个月没有怀孕显然不是不孕。还有的女性朋友来到门诊，说自己结婚一年了还不怀孕，是不是不孕呢？一问情况才知她和爱人分居两地，一年只有一个月的探亲假，正常的性生活都不能保证，就更不能算不孕了。

不孕的因素有哪些

不孕的因素很多，其中包括排卵障碍、高泌乳素血症、黄体功能不全等内分泌因素，其他常见的因素有输卵管因素、子宫内膜因素等。先说与内分泌相关的因素，总的来说，好孕气需要天时、地利、人和。

"天时"就是要有排卵，要有健康的卵子，这个健康的卵子能顺利地破壳，从卵巢中"蹦"出来，"蹦"出来后还要有宽敞舒适的交通工具，这个交通工具叫输卵管。输卵管里有一个小房子（输卵管壶腹部），这个小房子是卵子与精子相遇的地方。在这里，卵子和精子会结合成受精卵，接着就会被输卵管这辆"婚车"送到子宫这个房间里。这个房间要有比较肥沃的土壤，子宫内膜要准备充分，要足够松软而且富有营养，这样受精卵才会放心地躺上去，这就是"地利"。"人和"的因素就是我们的身体状况要调养好，心情要放松，情绪要稳定，和爱人的感情要和谐，这种情况下受孕成功的概率就会高一点。

排卵是如何发生的

首先来看什么是排卵期。生育期的正常女性每个月会排出一个成熟的卵子，如果她的月经周期正常，按道理说每个月只会有一次排卵，可以是一侧卵巢连续排卵，也可以是两侧卵巢轮流排卵，偶尔还可能一次排出一个以上的卵子。不管哪种，排卵期都是有一定规律可循的，而且这个规律是可以推算和预测的。

正常育龄女性的卵巢活动周期分为卵泡期、排卵期和黄体期，相应的月经周期就被分为月经期、排卵期和安全期。每个月的排卵日期通常是在下次月经来潮前的第 14 天左右。卵子排出来后进入输卵管内能存活 24～48 小时，以等待受精。精子进入女性生殖道后，会持续游向子宫腔和输卵管，获得穿透卵子透明带的能力后可保持最多 72 小时的受精能力。因此，精子先到输卵管可以等待卵子，卵子先到也可以等待精子，越接近排卵日，受孕的概率就越高。

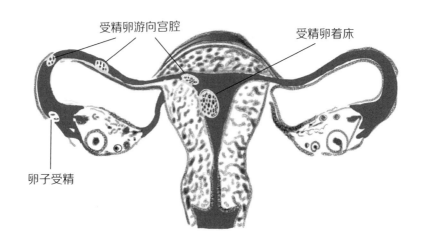

受精卵游向宫腔

受精卵着床

卵子受精

如何预测自己的排卵期

1. 根据月经周期推算

这种方法的前提是月经周期一定要规律，前面说过，具体的排卵日期通常是在下次月经来潮前的第 14 天左右。比如这次月经是 3 月 2 号，28 天来一次月经，那么下次月经就是 3 月 30 号，排卵日就是用 3 月 30 号减去 14 天，也就是 3 月 16 号左右。卵子排出来后被输卵管伞部捡拾，再通过输卵管的蠕动被运送到输卵管壶腹部这个小房子里面，等待精子的到来，最终受精。卵子只能等 24 ~ 48 小时，过期就会"爽约"。如果月经周期是 30 天，下次月经就是 4 月 1 号，那么排卵日就是 3 月 17 号。

2. 用基础体温来测定排卵期

正常情况下，在排卵之前，女性的基础体温是一个相对稳定的状态，不会有太明显的波动。但在排卵后，女性身体释放的孕激素会令体温升高 0.3~0.5 ℃，直到下次月经来潮再降，至排卵前的体温状态。所以可以通过测量基础体温知道自己的排卵日。具体方法是，每天早上醒来，什么事都没做之前（不吃、不喝、不起床）就测体温。建议固定同一部位测量，如固定耳温或腋温，不能今天测耳温明天又测腋温。把测得的体温记录下来，就是基础体温，通过记录并画出自己的基础体温图，根据基础体温的双相变化可以预测排卵，但是这种方法需要耐心和坚持。

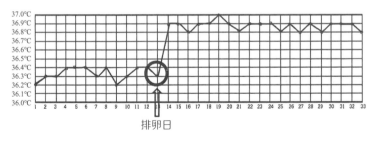

女性基础体温记录表

3. 根据宫颈黏液（白带）来判断

如果白带看起来越来越透明，排卵期可能就要来了，等到白带量多，像蛋清一样，并且拉丝较长，就可能要排卵了。但是这种方法并不能准确计算排卵日，因为拉丝样白带是一个度，没办法量化（比如能拉长几厘米），只能和平时的白带相比较，而且每个人每个周期都可能会有生理差异。一般来说，要连续观察 3 个月以上，才能比较了解自己的周期变化，所以最好还是同时使用排卵试纸。

4. 排卵试纸检测

排卵试纸是通过检测体内激素的峰值水平来判断是否排卵。女性排卵前 24~48 小时内，尿液中的激素即黄体生成素会出现高峰值，用排卵试纸测试，结果就会显示为阳性，因此可以根据激素峰值的出现来推测排卵。一般情况下，建议在月经来潮的第 10 天开始检测，尽量每天用同一时间段的尿液来检测，收集尿液前两个小时不要过多喝水，也不要用晨尿。测排卵的最佳时间是早上的 10 点到晚上的 8 点，每天在同一时间段测排卵，如果发现结果逐渐转阳，这个时候就要增加检测的频率，尽量测到它的强阳，抓住强阳转弱阳的一瞬间。排卵就发生在强阳转弱阳的时候，如果发现结果在快速转弱，说明卵子就要排出来了，这个时候就可以安排同房了。

5. B超监测排卵

这是一个终极武器，也是一种比较直观的方法，但是时间成本和金钱成本都比较高。毕竟大多数女性朋友不可能天天去医院做B超检查，所以排卵试纸检测就是一种很好的补救措施。

常见的影响生育的内分泌因素有哪些

稀发排卵或者不排卵会直接导致不孕，那么，为什么会存在成熟的卵子排不出来的情况呢？

这其中最常见的原因就是自身的内分泌异常，比如多囊卵巢综合征，此外还有早发性卵巢功能减退。早发性卵巢功能减退是指40岁以前卵巢功能减退甚至闭经，且性激素测定显示卵泡刺激素大于25 U/L。

另外比较常见的就是黄体功能不全。黄体就是卵巢每个月排卵以后剩下的组织，会形成一种貌似蛋黄样的物质。黄体的寿命非常稳定，黄体在位时，可以持续分泌孕激素，作用于子宫内膜，使内膜进一步增殖并分泌营养物质。黄体分泌的孕激素，对妊娠的建立和维持是必不可少的，直到胎盘功能完全建立，胎盘就会接过这根接力棒，分泌足够的孕激素，这时黄体就"下岗"了。因此，黄体功能不全也会影响怀孕。

此外，还有一些其他的内分泌功能异常也会影响生育，比如甲状腺功能减退、糖尿病等。

总之，好"孕气"需要天时、地利、人和！

第 24 计

小心妊娠路上的拦路虎——复发性流产

中华医学会妇产科学分会产科学组发布的《复发性流产诊治专家共识（2022）》，建议将与同一配偶连续发生 2 次及以上，在妊娠 28 周之前的妊娠丢失，定义为复发性流产，即习惯性流产，包括生化妊娠。有过 3 次及以上连续自然流产史者，再次妊娠以后流产的风险会更高。

常见的复发性流产原因有哪些

常见的病因主要包括遗传因素、解剖因素、内分泌因素、感染因素，还有免疫功能异常、血栓前状态、孕妇的全身性疾病、男方因素以及环境因素，这些都有可能会产生影响。此外，怀孕时的年龄、体重，以及精神因素也是导致复发性流产的高危因素。

妊娠不同时期发生的复发性流产，其病因一样吗？答案是不一样。

发生在妊娠早期的习惯性流产，原因可能是遗传因素、内分泌异常、生殖免疫功能紊乱和血栓前状态。

在妊娠 12～28 周之间的晚期习惯性流产，并且出现胚胎停止发育等情况，多见于血栓前状态、感染，以及妊娠附属物异常，比如羊水量异常、胎盘异常，还有严重的先天性异常，如致死性胎儿畸形等。

晚期流产，但是胚胎组织较新鲜，甚至娩出的胎儿可能还有生机，多数是因为子宫解剖结构异常。具体分为两种，一种是没有宫缩的情况下，出现宫口开大或者胎膜破裂，主要是因为子宫颈机能不全，如同口袋收不紧，里面的东西容易掉出来一样；第二种是先有宫缩，然后宫口开大之后胎膜破裂，多是由生殖道感染、胎盘后血肿或者胎盘剥离等导致。

还有一些其他因素，如男方吸烟、酗酒、久坐、熬夜以及长期接触放射性物质等，造成精子碎片率过高，也可导致胚胎质量下降，引起复发性流产。

需要进行哪些检查和治疗

建议到专门的妇科内分泌或者生殖内分泌门诊进行检查。医生会详细询问患者情况，包括月经史、既往疾病史、家族史以及手术史等，以及有无不良生活习惯（如吸烟、饮酒等），有无暴露于不良环境中，既往所有的妊娠情况（包括妊娠次数、每次妊娠的结局）等。

若是既往有流产史，那么流产的次数、周数、伴随症状、治疗措施和相关检查结果（如胚胎染色体核型分析）等，也都是医生用来判断病情并安排个体化系统检查的依据。

最佳生育年龄

女性最佳的生育年龄是 25～30 岁，30 岁以后卵巢功能开始减退，35 岁以后卵巢功能下降较快，生育力也会大大降低，而且年龄越大，卵母细胞的质量越差，受孕就会越难，还容易出现胎儿畸形或者染色体异常。

怀孕时的年龄与染色体疾病有一定相关性，染色体疾病出现的概率在35岁以后会快速上升，因此高龄妊娠面临着卵巢储备功能下降、卵巢反应力下降和卵子质量下降的三重打击。有的女性朋友想生孩子的时候已经超过35岁甚至40岁，此时卵巢功能下降，对孕育是有很大影响的。因此一定要牢记，不要让自己走到"想生而卵不在"的地步，如果卵巢功能已经出现明显下降，即使内分泌科医生使出浑身解数也难以挽回，所以生育年龄问题是值得女性朋友重视的。

35岁以上有生育需求的朋友们，一定要积极配合医生，这不仅关乎生育是否顺利，还关乎子代的健康。子代的健康又是家族健康的延续，所以应该选择在合适的年龄，让优秀、健康的基因传递下去，顺应自然规律。

孕前需要做哪些检查

1. 临床检查

除了常规的检查项目，比如血、尿常规及肝肾功能、血糖、血脂、心电图等，妇科查体自然也少不了。妇科查体可以帮助发现有没有生殖道发育异常，有没有炎症。这些炎症会影响精子的活力，给精子和卵子在邂逅的路上"使绊子"，同时还能发现有没有子宫肌瘤或子宫内膜异位症等。此外，还可以做阴道超声检查，观察子宫、卵巢的发育情况以及卵泡的情况，有无畸形、肿物。

2. 内分泌水平的测定

通过内分泌水平的测定可以评估内分泌的情况、卵巢的储备功能，预测妊娠的成功率，检查项目包括卵巢分泌的激素、甲状腺激素、肾上腺激素。这几种激素关乎生育是否顺利，任意一种分泌异常都可能会影响妊娠，或许是受精卵没有发育，或许是早期自然流产、妊娠期并发症等，所以应该尽早检查，及时发现问题。这些检查都应该在孕前积极完成，尽量以一个非常健康的身体状态去怀孕，让整个孕期尽可能顺利。

出现卵巢早衰还能怀孕吗

卵巢功能发生异常是一个量变的过程，包括隐匿期、生化异常期和临床异常期三个阶段。卵巢早衰已经是整个过程的终末阶段了，在早衰之前，医学上更主张使用"早发性卵巢功能不全"这一名称。

绝经一般在 50 岁左右，如果在 40 岁之前就出现了停经，或者月经稀发 4 个月、连续 2 次间隔 4 周以上，卵泡刺激素大于 25 U/L，并且雌激素的水平呈波动性下降，就属于早发性卵巢功能不全。如果卵泡刺激素数值大于 40 U/L，同时伴有雌激素水平的降低，并且出现不同程度的围绝经期症状，那么就叫卵巢早衰。早发性卵巢功能不全并不是完全不能生育了，尤其在早期，有 5% 的概率可以自然怀孕，但是大多数患者可能仍需要促排卵技术支持。

总之，找到复发性流产的原因是关键，针对病因进行个体化治疗才能快速有效受孕。女性朋友们需要增强保健意识，预防为主，将治疗关口前移，才能"孕途"平坦！

第 25 计

让子宫内膜不再"流离失所"

什么是内异症

内异症是子宫内膜异位症的简称，是指子宫内膜出现在子宫腔被覆内膜及子宫以外的部分，并且生长、浸润、反复出血，继而引起疼痛、不孕及结节、包块等。

内异症有明显的家族聚集性，如果母亲或者姐妹有内异症，自身内异症的发生风险便升高 7 ～ 10 倍，而且具有高复发性，治疗后也很容易"春风吹又生"。

子宫内膜可种植在身体的任何部位和器官上，根据种植的部位可以分为腹膜内异症、卵巢内异症或卵巢子宫内膜异位囊肿、深部浸润型内异症和瘢痕内异症，以及肺胸膜内异症为代表的身体其他部位的内异症。

内异症有哪些危害

内异症发生的部位以及症状表现具有多样性，最典型的临床症状是盆腔疼痛，包括继发性且渐进性加重的痛经、慢性盆腔痛、性交痛、肛门坠痛。根据侵犯部位不同内异症的症状也不同。

（1）侵犯消化道，可出现便频、便秘、便血、排便痛或肠痉挛，甚至肠梗阻。

（2）侵犯膀胱，可出现尿频、尿急、尿痛甚至血尿。

（3）侵犯输尿管，可表现为输尿管扩张或肾积水，甚至出现肾萎缩、肾功能丧失。

（4）侵犯肺及胸膜，可出现经期咯血及气胸。

（5）剖宫产术后腹壁切口、会阴切口内异症常表现为瘢痕部位结节，有时甚至出现与月经期密切相关的头痛。

内异症也会影响月经，40% ~ 50% 的患者会合并不孕，检查时可发现子宫内膜异位囊肿，因囊液看起来像巧克力，因此被称为巧克力囊肿。

Tips

如果有痛经，一定要到医院检查一下，是不是内异症在作怪。经过超声、CT 或磁共振检查以及糖类抗原 125 检查，可以初步判断是否有内异症。

对于盆腔、腹腔的内异症，腹腔镜以及病理检查可以达到确诊的目的。对于疑似膀胱内异症或肠道内异症，应行膀胱镜或肠镜检查并行活检。

患了内异症该怎么办

如果是内异症引起的痛经，可以选择手术治疗、药物治疗、中药治疗及辅助生殖技术治疗等。

手术的目的是切除病灶，常见的手术方式包括以切除病灶为主的保守性手术、子宫及双侧附件切除术、子宫切除术和目前较少使用的神经阻断手术。

药物治疗的目的是抑制卵巢功能，阻止内异症的发展，减少内异症病灶的活动，防止粘连的形成。

常用的药物有哪些

常用药物主要有五大类。

1. 非甾体抗炎药

该药的主要作用为止痛，一般应按需服用，间隔不少于 6 小时。长期用药应警惕胃溃疡的发生。

2. 口服避孕药

该药可以抑制排卵、降低激素水平，一般需要连续或周期用药，持续 6 个月及以上。但 40 岁以上或有糖尿病、高血压、血栓史及吸烟等高危因素的患者，用药时间过长会有血栓形成的风险。

3. 高效孕激素

该药可以引起子宫内膜萎缩，一般连用 6 个月，常见的不良反应有突破性出血、乳房胀痛、体重增加、消化道症状及肝功能异常。

4. 孕激素

孕激素可降低血中雌激素水平，但长期服用可出现雄激素样作用，如毛发增多、声音变粗等。

5. 促性腺激素释放激素激动剂（GnRH-a）

该药可下调垂体功能，造成体内低雌激素状态，一般每 28 天用一次，共用 3 ~ 6 个月或更长时间,可出现潮热、失眠、抑郁及骨质丢失等围绝经期症状。

内异症合并特殊情况该如何应对

1. 合并痛经，无不孕及附件包块

可首选药物治疗，无须手术。

2. 合并痛经、不孕，有附件包块

药物治疗无效可考虑手术治疗，但复发率极高。痛经也可考虑使用中药治疗，根据症状的不同，可选择桂枝茯苓胶囊、定坤丹等药物。

3. 合并不孕，有生育要求

首先应按照不孕的诊疗方法进行全面的不孕症检查，根据内异症评分及生育指数评分、患者年龄、男方因素等决定后续治疗方案。单纯药物治疗无效及有盆腔病灶者，可选择手术。

术后，对于年轻、轻中度内异症、生育评分高者可自然妊娠 6 个月或 GnRH-a 针治疗 3 针后试孕 6 个月，并给予生育指导。

而对于手术后生育评分低、有高危因素者（如年龄 ≥ 35 岁、不孕年限超过 3 年，尤其是原发性不孕；重度内异症、盆腔粘连、病灶切除不彻底者；输卵管不通者），应积极行促排卵、宫腔内人工授精、试管婴儿等辅助生殖技术助孕，助孕前应使用 GnRH-a 预处理 3 ~ 6 个月。

4. 青春期痛经

警惕内异症，除巧克力囊肿外，应以药物治疗控制疼痛为主。

年龄 ≤ 16 岁的患者，选用连续或周期性口服避孕药作为药物治疗的一线方案。虽然孕激素治疗有效，但长期使用要警惕骨质丢失，因此应谨慎使用。

年龄 > 16 岁的患者可考虑使用 GnRH-a。

巧克力囊肿首选手术切除，术后需要辅助药物治疗。

5. 绝经后内异症

该情况较少见，一般无症状，多以盆腔包块就诊，常需进行子宫及双侧附件切除术。

内异症虽是一种良性病变，但是具有恶性疾病的侵犯行为，并且有 1% 的恶变可能。不过，此类肿瘤一般较原发性卵巢恶性肿瘤预后好。

患有子宫内膜异位症的朋友，在月经来的时候需要提前做好痛经的预防，往往会起到事半功倍的作用。长期痛经者应及时就医，查找原因并及早治疗。痛经患者平时可以多吃蔬菜，适当进食甜品，适当补充钙、钾和镁矿物质，不喝咖啡或浓茶等使精神紧张的饮品，可喝红枣姜茶等热饮；经期要避免生气，学会调节情绪及放松心情，日常注意保暖，经期来临前适当运动，对缓解痛经症状有着很大的帮助。

第25计 让子宫内膜不再「流离失所」

第 26 计

聊聊绝经那些事儿

　　更年期和绝经期可能是很多女性朋友最不想听到的词语之一，一提到这两个词就会联想到月经不正常、性情大变、失眠、潮热、抑郁甚至皮肤不好、身材走形等，甚至还有人将更年期这一正常的生理过程作为贬义词来使用。

　　那么，更年期就真的没有一点值得开心的事情吗？

　　有的。绝经是因为卵巢功能衰竭，不能产生雌激素造成的，所以，绝经以后很多跟激素相关的疾病自然也就好了，比如子宫内膜异位症、子宫腺肌症等，再也不会有月经不调、痛经的困扰。还有绝大多数的子宫肌瘤在绝经以后也会慢慢萎缩。如果患有子宫肌瘤，正在准备手术，若快要到更年期了，可以先不着急手术，找医生评估一下，说不定"熬一熬"肌瘤就自行消失了。

可以不绝经吗

不可以，女性都会绝经。

自出生起，女生卵巢里就有 80 万~ 200 万个储备卵母细胞。随着年龄的增长，大部分卵母细胞会夭折，能存活到青春期的只有 30 万~ 40 万个。

从青春期开始，每月排出 1 个卵子。可是你知道吗？每排出 1 个卵子就需要付出约 1000 个卵泡的代价。25 ~ 35 年后，所有储备卵母细胞消耗殆尽，卵巢里便不再有储备卵泡可以排出，这时候卵巢就"下岗"了，这是一种生理现象，是自然规律，没有人可以改变。

为什么有的人惧怕绝经

女性良好的生育能力，是卵泡成熟过程中产生的雌激素赐予的。随着年龄的增长，当卵巢库存急剧减少、卵母细胞耗竭时，体内便不再有足够的雌激素以供滋养女性的生育力。这个时候，依赖于雌激素调节的相关脏器便会

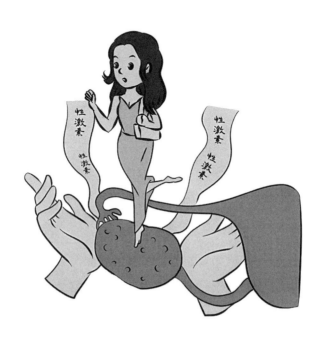

出现各种症状，比如一不小心就会骨折的骨质疏松症，钙、糖及脂代谢异常的代谢紊乱问题，冠心病、动脉硬化等心血管疾病，反复发作的泌尿系感染如尿频、尿痛、排尿困难，以及难以启齿的阴道干涩、疼痛、性生活困难等阴道上皮薄弱问题，还有情绪低落、关节酸痛，以及挥之不去的疲乏感等。因此，女性朋友对于绝经的焦虑与恐惧也是可以理解的。

当然，以上绝经相关症状不适用于因种种原因单纯切除子宫的女性朋友，虽然她们不再有月经来潮，但因为卵巢储备正常，功能尚存，即使不来月经也不算绝经。

绝经年龄跟哪些因素有关

我国妇女的平均绝经年龄在 48 ~ 52 岁之间，约 90% 的女性在 45 ~ 55 岁之间会绝经。与绝经年龄相关的因素有下面几种。

1. 遗传因素

基因对绝经时间的早晚影响比较大，若母亲绝经较晚，通常情况下女儿绝经也会相对较晚。

2. 环境因素

二手烟、生活环境中空气质量差，比如粉尘、射线等也可能导致月经提前结束。

3. 营养问题

一般来说，营养状况好的人绝经晚，营养状况差的人绝经早，过度消瘦的女性往往月经不规律甚至不来月经。饮食中缺乏新鲜水果、蔬菜或者饮食较为单一，缺乏动物蛋白、维生素等，也可能导致绝经时间提前。

4. 生活习惯

生活习惯也是影响卵巢功能的重要因素，如吸烟、酗酒、吸毒、熬夜等不良生活习惯会破坏卵巢功能，影响体内激素代谢，导致绝经时间提前。

精神压力过大、长期抑郁、焦虑或者长期躁狂、亢奋等都可能导致绝经时间提前。此外，绝经时间早晚还与生育史、哺乳史、个人体质及个人健康状况（是否有慢性疾病、肿瘤）等有关。

更年期的确是女性很难过的"一道坎"，而且在我国，尤其是农村女性，90% 以上的更年期妇女都未能得到充分的关爱和心理指导。正确指导女性朋友平稳度过更年期以及绝经期，提升生活质量，是医务人员的一个重要任务。

可以推迟更年期的到来吗

既然更年期症状是因卵泡储备耗尽、卵巢停止排卵引起，那么能否通过给予卵巢充足的营养，来延缓卵巢功能衰减的进程呢？

理论上是可以的，但应该从绝经过渡期就开始干预。

1. 应做好饮食管理

研究表明，蛋白质贯穿整个卵泡生长周期，是生命之源，也是卵子的重要组成成分，所以良好的卵巢功能离不开高质量的蛋白质（鱼虾、瘦肉、鸡蛋、牛奶、大豆及其制品）及多样化的维生素和矿物质。生殖科医生建议每天要保证摄入 12 种以上食物，每周达到 25 种以上，包含谷薯类、蔬菜水果、畜禽鱼蛋奶和豆类食物等。在调理内分泌方面，主要食物有豆制品、南瓜、柑橘、柠檬、香蕉、亚麻籽等，尤其是豆制品和木脂素。经常吃这类食物可以帮助改善更年期症状。

从中医的角度来说，脾为人之本，是人体的生命之源，所有摄入的食物，都要经过脾胃的运化才能被人体所吸收，所以，脾也是维持女性内分泌平衡的重要器官，因此在饮食方面还需多吃一些健脾的食物，保证身体处于正常代谢状态。可以多服用红枣、姜茶、归参等，能够起到补中益气、健脾暖胃的作用。

2. 体育锻炼

街舞、肚皮舞、深蹲、仰卧起坐以及某些能够锻炼髋部的瑜伽等可以让髋部动起来，起到改善盆腔血液循环的作用。盆腔血液循环好，卵巢动脉、子宫动脉的血供就会好，卵巢功能自然也会好。久坐不动和熬夜会导致盆腔淤血，进而使盆腔器官血供变差，影响卵巢功能。因此，建议每周有氧运动3~5次，譬如游泳、慢跑、骑行等，每次的时间尽量不短于 30 分钟，每周累计有氧运动时间不少于 150 分钟。

3. 生活习惯管理

不吸烟、不酗酒，也不要滥用药物，保证足够的睡眠及平和的心态，才是让"青春永驻"的法宝。建议每个进入绝经期或者即将步入绝经期的女性朋友，都保持良好健康的生活习惯，按时体检，足量饮水，增加社交及多做脑力活动等。

4. 尽量不要有创避孕

建议女性朋友，没有不得已的理由不要轻易去做输卵管结扎手术或者切除输卵管。有研究证明，输卵管结扎或者切除术会损失部分输卵管系膜组织，进而损伤该区域的血管网，导致卵巢的血供、神经、炎性因子等发生改变，从而影响卵泡发育及卵巢的储备功能，引起卵巢储备功能降低。这项研究成果已经在《中国实用妇科与产科杂志》发表，因此建议女性朋友们，避孕的方式有很多，没必要非得选择有创。

第27计

激素替代治疗帮你轻松度过绝经期

经常有患者到门诊咨询："医生，我53岁了，停经半年，总感觉潮热、盗汗、睡眠障碍，而且情绪烦躁有4个多月了。我该怎么办？"

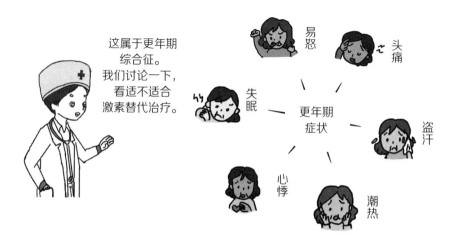

这属于更年期综合征。我们讨论一下，看适不适合激素替代治疗。

易怒

头痛

失眠

更年期症状

盗汗

心悸

潮热

这种情况在临床上很常见，绝经激素治疗能有效缓解绝经期患者的相关症状，提高生活质量。此治疗方法在临床使用已经有半个多世纪了，但我国接受激素治疗的患者却不足 1%，很多女性朋友都是"闻激素色变"，拒绝激素治疗。

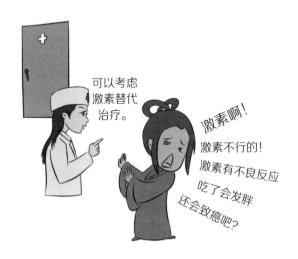

所以，今天我们就来聊一聊绝经激素替代治疗的方案和方法，让大家重新认识激素替代治疗，揭开它的神秘面纱。以下内容结合了《中国绝经管理及绝经激素治疗指南 2023 版》的相关内容。

如何评估是否需要激素替代治疗

合理使用激素替代治疗，既能有效缓解绝经期综合征，还可以对骨骼、心血管系统和神经系统起长期保护作用。

第一步，到医院接受专业的更年期门诊医生的评估，医生会全面询问相关情况，比如月经史、孕产史、家族史，既往有无乳腺癌、子宫内膜癌、其他肿瘤特别是激素相关性肿瘤的病史，以及有无血栓栓塞性疾、高血压、糖尿病、骨质疏松症、认知障碍及脑膜瘤等。

第二步，医生会根据问诊的初步评估完善相关的必要检查，比如乳腺、子宫、附件超声以及血清肿瘤学指标等。

第三步，是否有使用激素替代治疗的适应证，包括有无绝经相关症状、泌尿生殖道萎缩相关症状、低骨量及骨质疏松症状、过早低雌激素状态等。

第四步，看有没有不适合使用绝经激素治疗的情况，如妊娠相关情况、不明原因阴道流血、已知或者可疑患有乳腺癌等。

第五步，有没有慎用的情况，比如是否有子宫肌瘤、子宫内膜异位症以及子宫腺肌病、子宫内膜增生病史，是否为血栓形成倾向者或者胆石症患者。

第六步，评估治疗的意愿及随访条件。

第七步，完善相关辅助检查及查体，如乳腺、肝胆超声，评估血液检查，妇科查体包括身高、体重、臀围、腰围、血压、妇科检查、乳腺检查等。

第八步，以上如无异常，可考虑进行绝经激素替代治疗，启动时机为年龄＜60岁或绝经不超10年。在选择绝经激素替代治疗方案时，应根据患者具体情况选择不同的用药方式。

第九步，随访。接受激素替代治疗的患者，进行规范的随访至关重要，也是将使用风险降低到最低的不可或缺的方法。

总之，对所有女性而言，更年期和绝经期长期以来在某些语境下都被赋予了一定程度的贬义色彩，但其实，所谓的更年期女性和绝经期女性只是缺少了某一种激素而已。绝经期也不应该被视为人生的最后阶段，而是一段新生活的起点，女性的人生价值不应该因失去了生育力而降低。

当然了，绝经激素治疗必须遵守医疗规范，严格把关，并且选择适宜人群，排除不适宜人群，避免滥用激素，才能够使绝经过渡期和绝经后期女性在最低的风险下获得最大的收益。

最后，用一张导图说明绝经激素治疗的适应证、禁忌证、慎用情况、用药方案等，大家根据自己的情况查找即可。

第27计 激素替代治疗帮你轻松度过绝经期

绝经激素治疗（MHT）

MHT
适应证

├ 有绝经相关症状：月经紊乱、血管问题、睡眠障碍、疲乏、情绪障碍

├ 有绝经泌尿生殖综合征相关症状：尿频、反复发作的泌尿系感染

├ 有骨质疏松症高危因素：低骨量，绝经后骨质疏松症及有骨折风险

└ 过早低雌激素状态者：下丘脑垂体性闭经、手术绝经等

不建议MHT
的情况

├ 已知或可疑妊娠：宫内妊娠、异位妊娠、葡萄胎等

├ 原因不明的阴道流血：肿瘤性、医源性创伤性和卵巢功能失调

├ 已知或可疑患有性激素依赖性恶性肿瘤

├ 近6个月内患有活动性静脉或动脉血栓性疾病

└ 已知或可疑患有乳腺癌、严重肝肾功能不全

慎用MHT
的情况

├ 子宫肌瘤患者，使用时应严密随访，推荐替勃龙

├ 子宫内膜异位症及子宫腺肌病患者，使用时应严密随访，推荐替勃龙

├ 有子宫内膜增生病史，使用时需严密随访子宫内膜情况

├ 有易栓倾向者，使用前应详细评估，必要时应请血液科会诊

├ 胆石症患者，MHT可能促进胆囊结石形成，增加胆囊手术的概率

└ 其他疾病：免疫系统疾病、乳腺及乳腺癌家族史、癫痫、偏头痛等

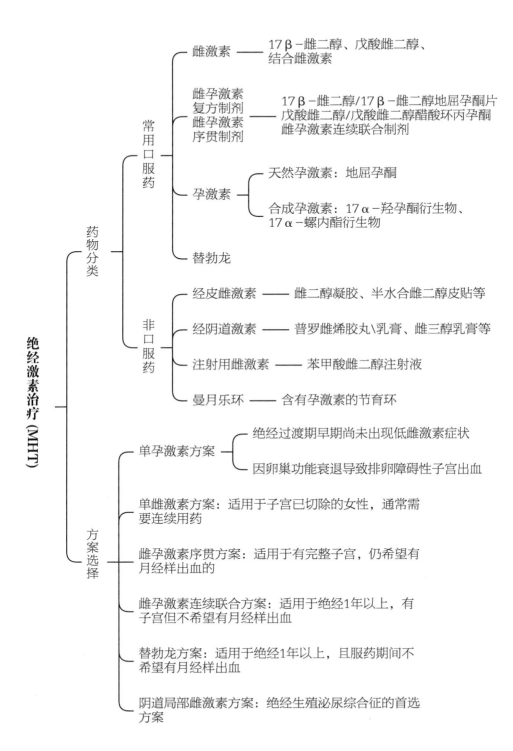

绝
经
激
素
治
疗
(MHT)

药
物
分
类

常
用
口
服
药

雌激素 —— 17β-雌二醇、戊酸雌二醇、结合雌激素

雌孕激素复方制剂 雌孕激素序贯制剂 —— 17β-雌二醇/17β-雌二醇地屈孕酮片 戊酸雌二醇/戊酸雌二醇醋酸环丙孕酮 雌孕激素连续联合制剂

孕激素

天然孕激素：地屈孕酮

合成孕激素：17α-羟孕酮衍生物、17α-螺内酯衍生物

替勃龙

非口服药

经皮雌激素 —— 雌二醇凝胶、半水合雌二醇皮贴等

经阴道激素 —— 普罗雌烯胶丸\乳膏、雌三醇乳膏等

注射用雌激素 —— 苯甲酸雌二醇注射液

曼月乐环 —— 含有孕激素的节育环

方案选择

单孕激素方案

绝经过渡期早期尚未出现低雌激素症状

因卵巢功能衰退导致排卵障碍性子宫出血

单雌激素方案：适用于子宫已切除的女性，通常需要连续用药

雌孕激素序贯方案：适用于有完整子宫，仍希望有月经样出血的

雌孕激素连续联合方案：适用于绝经1年以上，有子宫但不希望有月经样出血

替勃龙方案：适用于绝经1年以上，且服药期间不希望有月经样出血

阴道局部雌激素方案：绝经生殖泌尿综合征的首选方案

绝经激素治疗（MHT）

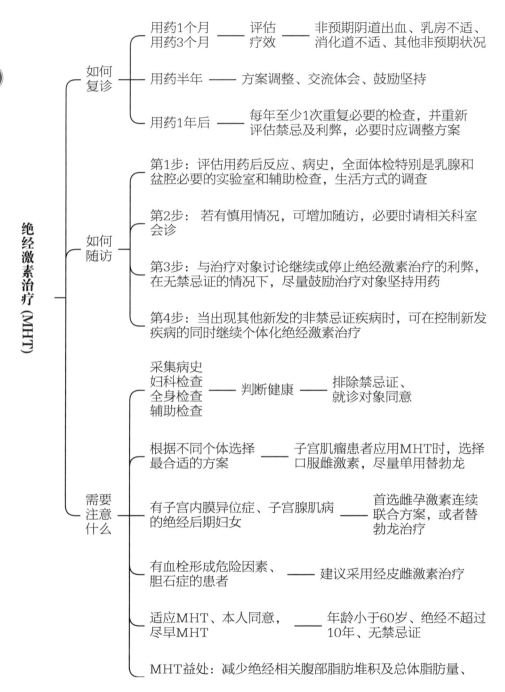

如何复诊
- 用药1个月 用药3个月 —— 评估疗效 —— 非预期阴道出血、乳房不适、消化道不适、其他非预期状况
- 用药半年 —— 方案调整、交流体会、鼓励坚持
- 用药1年后 —— 每年至少1次重复必要的检查，并重新评估禁忌及利弊，必要时应调整方案

如何随访
- 第1步：评估用药后反应、病史，全面体检特别是乳腺和盆腔必要的实验室和辅助检查，生活方式的调查
- 第2步：若有慎用情况，可增加随访，必要时请相关科室会诊
- 第3步：与治疗对象讨论继续或停止绝经激素治疗的利弊，在无禁忌证的情况下，尽量鼓励治疗对象坚持用药
- 第4步：当出现其他新发的非禁忌证疾病时，可在控制新发疾病的同时继续个体化绝经激素治疗

需要注意什么
- 采集病史 妇科检查 全身检查 辅助检查 —— 判断健康 —— 排除禁忌证、就诊对象同意
- 根据不同个体选择最合适的方案 —— 子宫肌瘤患者应用MHT时，选择口服雌激素，尽量单用替勃龙
- 有子宫内膜异位症、子宫腺肌病的绝经后期妇女 —— 首选雌孕激素连续联合方案，或者替勃龙治疗
- 有血栓形成危险因素、胆石症的患者 —— 建议采用经皮雌激素治疗
- 适应MHT、本人同意，尽早MHT —— 年龄小于60岁、绝经不超过10年、无禁忌证
- MHT益处：减少绝经相关腹部脂肪堆积及总体脂肪量、

第 28 计

击退脑卒中

脑卒中就是我们常说的脑中风,"中风"听起来很可怕,但别着急,我们可以学习一些小窍门,就能像猎人一样追踪并消灭这个常见的疾病。

了解我们的对手——脑卒中

脑卒中是由于脑部血管突然破裂或因血管阻塞导致血液供应中断,进而损害脑细胞的疾病,具有发病率高、致残率高、病死率高、复发率高和经济负担高的"五高"特点,是威胁国民健康的主要慢性非传染性疾病之一,已成为世界人口的第二大死因,仅次于缺血性心脏病。

如何发现脑卒中的迹象

怎样才能在"猎杀"之前发现脑卒中的迹象呢？这就需要我们保持警惕。当发现自己或周围人出现以下情况时就要高度警觉。

（1）突然出现一侧头面部、手脚麻木的现象。

（2）突然走路不稳，感觉头部眩晕（警惕后循环中风）。

（3）突然视物模糊，出现黑矇、偏盲、复视。

（4）突然说不清楚话、流口水、口眼歪斜。

（5）突然失语，说话不清或理解语言困难。

（6）突然剧烈头痛。

（7）突然感觉身体无力，活动不灵便。

（8）突然昏迷，难以唤醒。

BE FAST——快速识别脑卒中

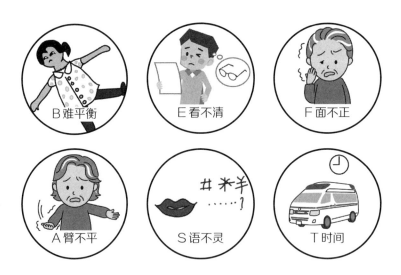

出现以上任何症状请立即拨打 **120**！

出现这些症状时，别慌张，应立即采取行动。切记第一时间拨打 120 急救电话，去设有卒中中心的医疗机构进行急救。因为脑组织一旦出现供血中断，2 分钟内脑电活动就会停止，5 分钟后会出现严重不可逆性损伤。脑卒中治疗及康复要抓住"黄金 6 小时"，即发病早期 6 小时内，尤其是 4.5 小时内，可通过溶栓药物（静脉溶栓）或介入取栓手术（拉栓），疏通堵塞的血管，使血流恢复，治疗时间越早，效果越好。

遭遇脑卒中怎么办

如果患者因脑卒中晕倒或昏迷，那么在等待救治过程中，我们该怎么做呢？

（1）保持镇静，不要慌乱。

（2）将患者放平，尽量减少搬动。

（3）将袖口和领口解开，防止因衣服过紧引发呼吸困难，保持呼吸道通畅。

（4）如果患者呕吐，一定要把患者的头侧向一边，及时清除口鼻分泌物。

（5）不要随意用药，因为无法确定是脑出血还是脑梗死。

（6）密切关注患者的生命体征，比如呼吸、体温、心率和血压等。如果患者出现心跳停止，及时进行心肺复苏。

如何预防脑卒中

通过前面的内容，我们已经知道"敌人"是谁，也知道怎样才能发现它的踪迹，那么接下来，我们就要武装自己，做好预防工作。

1. 控制好血压

这是预防脑卒中的第一步。保持适度的运动和健康的饮食对控制血压非常重要。记住，我们的身体就像一座堡垒，只有保持健康才能抵御敌人的入侵！除了控制血压，还要积极控制血脂和血糖，以及控制心脏病相关危险因素，定期到医院检查。

2. 健康的生活方式

定期进行脑卒中危险因素筛查，做到早发现、早预防、早诊断、早治疗，就可以有效地防治脑卒中。

3. 日常生活习惯和行为

清淡饮食；适度增强体育锻炼；克服不良习惯，如戒烟酒、避免久坐等；防止过度劳累；注意天气变化；保持情绪稳定；定期进行健康体检。

脑卒中患者最常问的五大问题

1. 为什么年轻人也会得脑卒中？

脑卒中并非老年人专属的疾病，年轻人也并不例外。近年来，青年脑卒中的发病率呈上升趋势，病因也更加多样化，除了遗传因素，高血压、高脂血症、肥胖、吸烟等不良生活习惯都是年轻人患病的主要原因。因此，改变生活方式，保持健康饮食和适度运动，远离不良习惯，是预防青年脑卒中的关键。

2. 脑血管狭窄一定要手术吗？

并非所有的脑血管狭窄都需要手术治疗。病情轻微或血管狭窄程度较轻的患者可以通过药物治疗控制病情，而对于血管重度狭窄或有症状的患者，医生会根据具体情况综合考虑是否进行支架植入手术。

3. 我感到一侧肢体无力，是脑卒中吗？

一侧肢体无力可能是脑卒中的前兆，千万不要掉以轻心，及时就医是关键。因为在脑卒中发作后，及时治疗可以最大限度地减少脑损伤。

4. 手术治疗和药物治疗哪个更好？

对于轻度或中度的脑血管狭窄，药物治疗是首选。只有在严重病变或症状明显时，医生才会考虑手术治疗。因此，根据病情的严重程度和具体情况进行综合评估是至关重要的。

5. 脑梗死一定会导致瘫痪吗?

脑梗死并不一定会导致瘫痪,它的严重程度和影响范围因人而异。通过快速救治和有效的康复理疗,许多患者都能够恢复正常生活。

如果我们不幸被脑卒中"袭击"了怎么办?别怕,我们还有一些"秘密武器"。首先,及时就医是关键,医生会根据情况采取相应的治疗措施,比如使用血栓溶解剂、介入手术等。其次,不要忘记康复训练,它就像"复仇计划"一样,可以帮助我们的身体重新找回失去的功能。

最后,不要忘记我们的队友——家人和朋友。他们是我们最重要的支持者,有他们相伴同行,我们就能更加勇敢地面对脑卒中这个可怕的对手。所以,让我们一起加油,击退脑卒中。

第 29 计

解读心脑血管疾病防治八大误区

误区一：年轻人不会得心脑血管疾病

不要以为心脑血管疾病只有老年人会得，越来越多的年轻人也躲不过心脑血管疾病的侵扰。

年轻人为什么会患上心脑血管疾病呢？其中的原因多种多样。首先，现代社会的快节奏生活让很多年轻人承受着巨大的压力，工作、学习、生活等各方面的压力交织在一起，不知不觉，心脏和大脑便会受到影响。不良的生活习惯也是年轻人患病的罪魁祸首之一。熬夜、烟酒、暴饮暴食，这些不健康的生活方式就像一把锋利的刀子，悄然间就削掉了年轻人的健康。再加上现代人的饮食习惯越来越不健康，高油脂、高糖分的食物成了年轻人餐桌上的主角，这更加助长了心脑血管疾病的发生。更可怕的是，一些年轻人并不注重自己的身体健康，以为年轻就是无敌的，不会受到任何疾病的侵扰。

但是事实是残酷的，年轻并不意味着不会生病，年轻人同样需要关注自己的心脑血管健康。

所以，请警醒起来！保持良好的生活习惯，规律的作息时间，定期体检，及时发现问题，及时治疗，才能远离心脑血管疾病的侵扰，享受健康的生活！

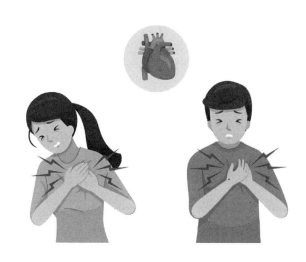

误区二：血压低于 140/90 mmHg 就没问题了

许多人误以为，只要血压低于 140/90 mmHg 就没问题了，就可以高枕无忧了。其实，这种想法并不正确。

首先，让我们了解一下什么是血压。血压由两个数值组成，收缩压和舒张压。收缩压是心脏收缩时血液对动脉壁施加的压力，而舒张压则是心脏舒张时动脉内血液的压力。一般来说，正常成人的血压应该在 120/80 mmHg 以下，超过 140/90 mmHg 便可以诊断为高血压。

但是，即使你的血压一直保持在 140/90 mmHg 以下，也并不代表你就安全了。事实上，即使血压处于这个范围内，仍然存在心脑血管疾病的风险，特别是对于年长者或者有其他慢性病的人来说，更需要将血压控制在更低的水平。

高血压是许多心血管疾病的主要诱因之一，它会增加心脏病、脑卒中、动脉疾病的患病风险。因此，即使血压在正常范围内，也应该定期检查，保持健康的生活方式，避免诸如高盐、高脂肪食物的摄入，适度运动，避免过度饮酒和吸烟等。

总之，要想保持健康，不能仅仅满足于血压低于 140/90 mmHg，而是要根据自身情况制定合理的健康管理计划，保持血压在理想水平，从而远离心脑血管疾病的困扰，享受健康美好的生活！

误区三： 血压、血脂正常了就不用吃药了

有些人误以为一旦血压和血脂达到了正常范围，就可以停止服药了，这种想法也是不正确的。

想象一下，血压和血脂正常就好比是车辆的机油和燃油达到了合适的水平，确保了引擎的顺畅运转。但是，如果你的车出了问题，光是添加机油和燃油是不够的，有时候还需要进行维修和保养。

同样，血压和血脂正常只是健康的一个方面，如果患有高血压、高胆固醇等慢性疾病，可能需要长期服药来控制病情。因为即使血压和血脂达到了正常范围，身体仍然可能存在潜在的危险，例如动脉粥样硬化等。

此外，许多药物都具有稳定病情、预防复发的作用，可以帮助人体长期保持健康。因此，即使血压和血脂正常了，也不应该擅自停止服药，而是应该在医生的指导下逐渐减少药物的剂量或者调整药物的种类，以确保病情得到有效的控制。

当然，除了药物治疗，健康的生活方式也是非常重要的。通过均衡饮食、适度运动、戒烟限酒等方式，可以有效地降低患心脑血管疾病的风险，并帮助我们更好地管理自己的健康。

因此，要想保持健康，除了保持血压和血脂在正常水平外，还需要坚持规律的医疗检查和健康的生活方式，这样才能够真正做到预防疾病、延缓衰老、享受健康美好的生活！

误区四：剧烈运动能降低心脑血管疾病的风险

适度的运动可以让心脏和血管系统更加强壮，提高体能和免疫力，降低患心脑血管疾病的风险。但如果运动过度了，反而会带来一些负面影响，特别是剧烈运动，如果没有得到正确的指导，可能会增加心脏病的风险。

此外，剧烈运动也可能导致肌肉损伤、关节损伤、疲劳和过度训练综合征等问题。因此，在进行剧烈运动之前，一定要做好充分的准备工作，包括进行全面的身体检查，确保自己的身体状况适合进行剧烈运动。

另外，一定要适度和规律地进行运动，不要一味追求高强度和长时间，而忽略了身体发出的报警信号。如果在运动过程中出现胸闷、气短、头晕、心悸等不适症状，一定要及时停止运动，并向医生求助。

误区五："三高"没有症状就不用治疗

许多人错误地认为，只有当高血压、高血脂和高血糖出现症状时才需要治疗。这是一个非常危险的认识误区。事实上，许多患有"三高"疾病的人早期都没有明显的症状，但这并不意味着就可以对其放任不管。

高血压、高血脂和高血糖都是"沉默的杀手"，它们能在你毫无察觉的情况下损害心脑血管系统，增加患心脑血管疾病的风险。高血压可能导致心脏病、脑卒中和其他严重的健康问题；高血脂可能导致动脉硬化和心脑血管疾病；高血糖则是糖尿病的主要诱因，也会增加患心脑血管疾病的概率。

因此，即使没有明显的症状，但只要被诊断出患有高血压、高血脂或高血糖，便不可掉以轻心，应该及早采取措施。通过药物治疗、调整饮食和生活方式来控制这些指标，可以有效地降低患心脑血管疾病的风险，保护身体健康。

此外，定期进行体检和监测也是非常重要的，即使没有明显的症状，也要保持警惕，及时发现和处理潜在的健康问题。

误区六：家族有病史就一定会得病

家族病史确实可能会增加患心脑血管疾病的概率，但并不是每一个人都会遗传这一家族疾病。事实上，遗传只是影响心脑血管疾病发病的一个因素，而不是决定性因素。与家族病史相关的疾病风险通常是多种因素共同作用的结果，包括基因、环境和生活方式等。

因此，即使有心脑血管疾病家族史，也不意味着自己一定会得病。可以通过健康的生活方式来降低患病的风险，比如保持适当的体重、均衡饮食、适度运动、戒烟戒酒等。此外，定期体检和监测心脑血管健康也非常重要，可以及时发现并处理潜在的问题。

所以，不要过分担心疾病家族史带来的患病风险，而是要积极采取措施来保护自己的健康。

误区七：控制血糖就能预防心脏病

有些人认为，只要控制好血糖水平就可以预防心脏病，但事实上，控制血糖只是预防心脏病的一个条件，但不是唯一的条件。

血糖水平的控制对于糖尿病患者来说尤其重要，因为高血糖会损害血管壁，增加动脉粥样硬化的风险，从而导致心脏病和脑卒中等心脑血管疾病的发生。但是，即使血糖水平控制得很好，也不能完全消除心脏病的风险。

除了血糖控制外，预防心脏病还需要综合考虑其他因素，比如控制血压、降低血脂、戒烟戒酒、适度运动和健康饮食等。这些因素共同作用，才能有效预防心脏病的发生。

误区八：心脏病发病一定会有胸口痛

很多人认为，心脏病的典型症状就是胸口疼痛，但实际上，并不是所有的心脏病患者都会出现胸口疼痛，有时候心脏病会像一个隐蔽的陷阱一样悄无声息地出现。

有些心脏病患者发病后可能会感到呼吸困难、头晕目眩、恶心或者感觉心律不齐，就像隐蔽的陷阱可能会以不同的形式出现一样，心脏病也可能表现出不同的症状，因此我们必须时刻保持警惕，不要只关注胸口疼痛这一种表现。

　　更重要的是，有时候心脏病发病可能不会出现任何症状，甚至察觉不到它的存在。这就是为什么定期体检和保持健康生活方式对防治疾病如此重要，因为它们可以帮助我们及早发现心脏病的迹象，防止心脏病给我们的健康带来严重的危害。

　　就让我们打破传统观念，以全新的眼光看待心脑血管健康问题。年轻人也要重视，及早预防，保护自己的心脑健康，远离心脑血管疾病的侵扰！

第 30 计

提防"沉默的杀手"——高血压

日常生活中，我们常常谈论心脏，谈论血压，谈论健康。那么，什么是高血压？高血压又是如何影响我们的健康的呢？

高血压是指在动脉内的血液对血管壁施加的压力持续增高，导致心脏过度负荷，增加心脏疾病和脑卒中的风险。即使没有明显的症状，高血压也会悄悄地对身体造成损害，逐渐影响我们的健康。它是一种常见又危险的健康问题，默默地侵袭我们的身体，多数患者并不会出现明显的症状，但却可能导致严重的并发症，如心脏病、脑卒中、肾脏损伤等，所以被称为"沉默的杀手"。

因此，了解高血压的重要性，学会如何预防和管理高血压，是每个人都应该关心的健康问题。今天我们将深入探讨高血压的定义、病因、危害以及治疗与预防方法，帮助大家更好地认识和面对这一健康挑战。

这些症状说明可能患有高血压

根据《中国心血管健康与疾病报告 2022 概要》显示，我国有将近 2.45 亿人患有高血压。令人惊讶的是，其中一半的患者并不知晓自己身患此病。以下是一些常见的高血压信号，可能暗示着你患有高血压。

1. 头晕、头昏

这是高血压常见的症状之一，有时长时间持续，有时则是短暂的，特别是在突然改变体位时，头晕、头昏的感觉会更加明显。

2. 容易疲惫

高血压会影响心脏功能，导致机体各组织器官缺氧，从而引起疲劳和乏力的感觉。

3. 心悸、失眠

高血压患者常常会出现心悸和失眠的症状，失眠可能表现为入睡困难、早醒、睡眠不踏实等情况。

4. 肢体麻木

有时候高血压患者会感到肢体麻木，特别是手指、脚趾以及皮肤出现酸痛、肌肉紧张和麻木等症状。

5. 记忆力下降

长期高血压可能导致脑动脉硬化，进而影响脑部供血，导致记忆力减退。

如何正确测量血压

要想了解自己是否患有高血压，我们首先需要了解高血压的诊断标准，并正确地测量血压。以下是测量血压的正确方法：

（1）保持坐姿，腰背挺直，手臂放在桌上，使测量位置与心脏高度相同。

（2）袖带应该置于上臂，与肘部内侧相距 2 指宽。袖带与手臂之间应该留出 1 ~ 2 根手指的空间。

（3）按下加压按钮，进行多次测量并取平均值，以确保准确性。

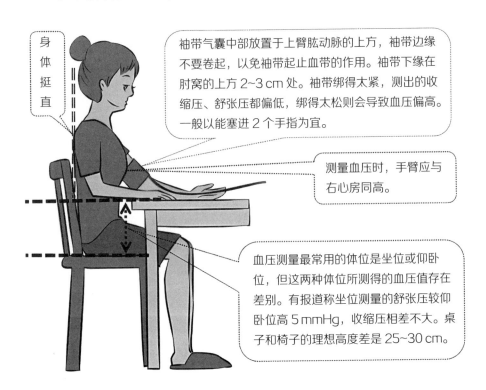

身
体
挺
直

袖带气囊中部放置于上臂肱动脉的上方，袖带边缘不要卷起，以免袖带起止血带的作用。袖带下缘在肘窝的上方 2~3 cm 处。袖带绑得太紧，测出的收缩压、舒张压都偏低，绑得太松则会导致血压偏高。一般以能塞进 2 个手指为宜。

测量血压时，手臂应与右心房同高。

血压测量最常用的体位是坐位或仰卧位，但这两种体位所测得的血压值存在差别。有报道称坐位测量的舒张压较仰卧位高 5 mmHg，收缩压相差不大。桌子和椅子的理想高度差是 25~30 cm。

此外，要注意以下几点，以确保血压测量更准确。

（1）不要撸起袖子：避免将袖子卷起来测量血压，以免过紧的袖口影响测量结果。

（2）选择上臂式血压计：这种类型的血压计操作简单，更适合家庭使用。

（3）取 2 次平均值：测 3 次，每次测量间隔 1~2 分钟，取后 2 次的平均值。

有效预防和管理高血压

通过科学的生活方式和适当的医疗干预，可以有效预防和管理高血压。

1. 健康饮食

饮食对高血压的预防和管理至关重要，应减少摄入高盐、高脂肪、高胆固醇的食物，增加摄入富含膳食纤维、维生素和矿物质的新鲜水果、蔬菜和全谷类食品。同时控制糖分和饱和脂肪酸的摄入，选择低脂肪和低糖的食物。

2. 保持健康体重

肥胖是高血压的危险因素之一，通过控制饮食、增加体育锻炼和保持适当的体重，可以降低患高血压的风险。

3. 适量运动

规律的体育锻炼有助于降低血压和保持心血管健康。建议每周至少进行150分钟的中等强度有氧运动，如快步走、骑自行车、游泳等。此外，还可以结合力量训练和伸展运动来增强肌肉力量和身体灵活性。

4. 限制饮酒和戒烟

饮酒和吸烟是高血压的危险因素之一。过量的饮酒会增加血压，而烟草中的尼古丁会导致血管收缩，增加心脏负荷。因此，减少饮酒和戒烟有助于降低高血压的风险。

5. 减压放松

长期的精神压力和紧张状态会导致血压升高，应该学会减压放松，通过健身运动、冥想、深呼吸、艺术创作等方式来缓解压力，有助于维持血压在正常范围内。

6. 定期体检

定期测量血压、监测血糖和血脂水平，及时发现高血压和其他心脑血管疾病的危险因素，及早进行干预和治疗。

7. 遵医嘱用药

对于已经被诊断为高血压的患者，医生会根据个体情况制定合适的治疗方案，包括药物治疗和改变生活方式。遵医嘱按时服用降压药物，定期复诊检查，是控制高血压的关键。

第 31 计

得了冠心病，别慌

冠心病即俗称的心脏"大病"，跟生活中常见的水管堵塞有点相似。冠心病又称缺血性心脏病，是由冠状动脉粥样硬化或血管痉挛引起的心肌缺血或坏死的心脏疾病。就像水管上的水垢堆积会影响水流通畅一样，冠状动脉内的粥样斑块可导致血管堵塞或狭窄，进而影响心脏供血。

为什么会得冠心病

冠心病是一种常见的心血管疾病，其病因和早期症状是需要了解的重要内容。

1. 冠状动脉粥样硬化

冠心病最主要的病因是冠状动脉粥样硬化，即在冠状动脉内形成斑块，导致血管狭窄甚至堵塞。这些斑块主要由胆固醇、钙和其他物质组成，逐渐堆积在血管壁上，形成动脉硬化斑块，阻碍了血液的正常流动。

2. 其他因素

除了动脉粥样硬化外，还有一些其他因素也会增加患冠心病的风险，包括高血压、高血脂、高血糖、吸烟、肥胖、不良饮食习惯、缺乏运动等，这些因素会加速动脉粥样硬化的发展，使心脏的供血功能受到影响。

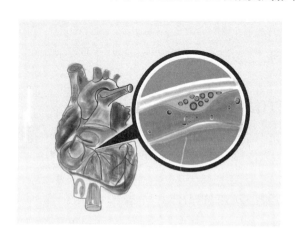

冠心病的早期症状有哪些

早期冠心病症状可能并不明显，但一旦出现以下症状，就需要引起警惕。

1. 胸痛

冠心病最常见的症状是胸痛，通常表现为胸骨后或心前区的闷痛或压迫感。这种疼痛可能会向左肩或左臂放射，有时伴有胃部不适或恶心。

2. 气短

在运动或情绪激动时出现气短、呼吸困难，总感觉不能轻松地呼吸到足够的空气。

3. 心悸

出现心悸或心跳加速的感觉，有时可能伴随着头昏或眩晕。

4. 头痛

运动后或运动中出现头痛、牙痛或脚痛，休息后症状会缓解。

5. 睡眠不好

睡眠时出现呼吸困难、胸闷、心悸等症状，可能导致夜间多次醒来。

6. 其他症状

其他症状包括运动后胸痛、胸闷、肩背痛、出汗、恶心、呕吐等。

如果出现以上症状，特别是在运动或情绪激动时出现这些症状，应及时就医进行评估和治疗，以预防冠心病的发展和并发症的出现。

冠心病的治疗方法有哪些

治疗冠心病是一个关乎心脏健康的重要议题，目前主要有3种治疗方法。

1. 药物治疗

药物治疗是治疗冠心病的首选方法之一，通过药物可以有效控制患者的症状，减少心肌缺血和心绞痛的发作频率，常用的药物有以下几种。

（1）抗血小板药物：如阿司匹林，可以预防血栓形成，减少冠状动脉血栓闭塞的风险。

（2）β受体阻滞剂：如美托洛尔、阿替洛尔等，可以降低心脏的负荷，减轻心肌缺血的程度。

（3）钙通道阻滞剂：如硝苯地平、氨氯地平等，可以扩张冠状动脉，增加心肌的血液供应。

（4）他汀类药物：如辛伐他汀、阿托伐他汀等，可以降低血脂水平，减少动脉粥样硬化斑块的形成。

2. 外科手术治疗

外科手术治疗适用于冠状动脉严重狭窄或闭塞的患者，常见的手术方式有以下几种。

（1）冠状动脉旁路移植术（CABG）：又称冠状动脉搭桥术，通过取出其他部位的血管（通常是胸廓内动脉或桡动脉）移植到冠状动脉上，以绕过狭窄或闭塞的血管段，恢复心肌的血液供应。

（2）冠状动脉球囊扩张术（PTCA）：在狭窄的冠状动脉内放置一个球囊，然后扩张球囊以重新打开血管通路，通常会在扩张后放置支架来保持血流的通畅。

3. 内科介入性治疗

内科介入性治疗是一种介于药物治疗和外科手术之间的治疗方法，常用于部分狭窄或闭塞的冠状动脉。这种治疗方式通过在患者的大腿或手臂上开一个小口，然后将导管插入至冠状动脉，利用导管内的球囊或支架来扩张或支撑狭窄的血管段，以恢复心肌的血液供应。

医生会根据患者的病情和整体健康状况选择不同的治疗方法，而早期诊断和治疗是预防冠心病并发症的关键，患者应及时就医接受个性化的治疗。

如何预防冠心病

预防冠心病需要从生活中的点点滴滴做起，不能一蹴而就。以下是一些简单而有效的预防方法，可以帮助降低冠心病的发病风险。

1. 合理饮食

健康饮食是预防冠心病的基石，应该减少高脂肪、高胆固醇、高盐、高糖的食物，增加新鲜水果、蔬菜、全谷物和富含健康脂肪的食物，如鱼类、坚果和橄榄油等。避免过量饮酒和摄入深加工食品，保持饮食的多样性和均衡性。

2. 积极运动

规律的体育锻炼对心血管的健康至关重要。进行适度的有氧运动，如快步行、慢跑、游泳和骑自行车等，每周至少 150 分钟，可以帮助控制体重、降低血压和保持心脏健康。

3. 戒烟戒酒

烟草和酒精对心血管健康都有不良影响。吸烟会损害血管内皮，增加动脉硬化的风险，而酗酒则会导致高血压和心脏肌肉的损伤，因此戒烟戒酒可以显著降低冠心病发作的风险。

4. 控制体重

肥胖是冠心病的一个危险因素，保持适当的体重可以降低冠心病的风险。

5. 减轻压力

长期的压力和焦虑会增加心脏病发作的风险，应学习如何有效地减轻压力，并通过放松技巧、冥想、呼吸练习和充足的睡眠来保持身心健康。

6. 定期体检

及时发现潜在的健康问题对预防冠心病至关重要。应定期进行体检，监测血压、血脂和血糖水平，及时纠正异常指标，并遵循医生的建议进行治疗和管理。

通过这些健康生活方式，我们可以有效地降低患冠心病的风险，保护心脏健康，享受更健康的生活。

第 32 计

小斑块大问题，别让血管"生了锈"

我们的身体就像一台复杂的机器，今天，我们就来一起探讨一下，这台"机器"中一个不可忽视的"故障"——颈动脉斑块。

颈动脉斑块到底是什么

斑块听起来好像是墙上的油漆掉了留下的痕迹，但在我们的身体里，版块和它所在的血管就像是一根生锈的水管。颈动脉斑块，就是在颈动脉这根"水管"里慢慢积累起来的"锈迹"。这些"锈迹"主要由脂肪、胆固醇、钙和其他物质组成，它们堆积在颈动脉的内壁上，逐渐形成斑块。这些斑块可能会堵塞或部分阻塞颈动脉，影响血液的正常流动，从而增加患心脑血管疾病的风险。

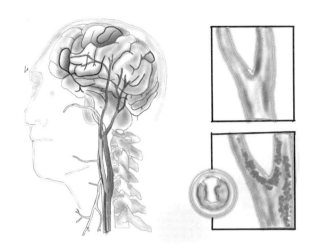

颈动脉斑块是怎么形成的

你可能会问，这些斑块是怎么形成的呢？其实，这和我们的生活习惯有很大关系。比如，长期摄入高脂肪、高热量食物，缺乏运动，吸烟，高血压、高血糖等，都可能让颈动脉这根"水管"生锈，形成斑块。

颈动脉斑块有何风险

1. 脑卒中

颈动脉斑块可以导致动脉狭窄或闭塞，从而阻碍大脑供血。如果颈动脉斑块脱落并随血液流向大脑，可能导致脑血管堵塞，引发脑卒中。

2. 心肌梗死

颈动脉斑块可能会阻塞冠状动脉，影响心脏的血液供应。这种情况下，心肌可能会因缺血而受损，引发心肌梗死。

3. 心绞痛

当冠状动脉狭窄或阻塞时，心脏可能会缺氧，导致心绞痛发作。

4. 其他心血管疾病

颈动脉斑块还可能增加其他心血管疾病的风险,如心律失常、心力衰竭等。

5. 生活质量下降

颈动脉斑块可能会导致患者出现头晕、头痛、记忆力减退等不适症状,影响生活质量。

如何发现颈动脉斑块

以下是常见的颈动脉斑块检查方法。

1. 颈动脉超声检查

这是最常用的一种检查方法。通过超声波技术可以清晰地观察颈动脉内部的情况,包括斑块的大小、位置和形态。这项检查无痛无创,安全性高,适用范围非常广泛。

2. 颈动脉彩色多普勒超声

这是一种结合了超声和多普勒技术的检查方法,不仅可以观察颈动脉内部的结构,还可以评估血流速度和方向,可帮助医生判断斑块的严重程度和动脉狭窄程度。

3. 磁共振血管成像

这是一种非侵入性的影像学检查方法,利用磁共振技术观察血管结构和血流情况。磁共振血管成像可以提供高分辨率的血管影像,对颈动脉斑块的检测和评估效果较好。

4. 计算机断层扫描血管造影

这是一种通过 X 线和计算机技术获取血管影像的检查方法,可以清晰地显示颈动脉的结构和斑块情况,是一种常用的血管成像技术。

5. 数字减影血管造影

这是一种介入性的检查方法,需要将造影剂注入患者的血管内,然后通过 X 线成像观察血管情况，对颈动脉斑块的检测和评估具有较高的准确性。

有了斑块该咋办

当发现颈动脉斑块时，及时采取适当的处理措施至关重要，以下是一些处理方法。

1. 定期随访

如果发现颈动脉斑块，一定要定期进行医学随访。医生会根据斑块的大小、位置和病情，制定合适的随访计划，并监测斑块的变化情况。

2. 生活方式管理

通过调整生活方式可以有效控制颈动脉斑块的进展，包括戒烟、限制饮酒、保持健康的饮食习惯（低脂肪、低盐、高纤维）、适度运动以及控制体重等。

3. 药物治疗

医生可能会根据患者的具体情况，开具一些药物来帮助控制颈动脉斑块的进展，比如抗血栓药物、降脂药物、抗高血压药物等。

4. 手术治疗

对于严重的颈动脉斑块或者有心脑血管疾病风险的患者，可能需要进行手术治疗。手术治疗的方式包括动脉内介入手术（如支架植入术）和外科手术（颈动脉内膜剥脱术）等。

5. 心血管康复

对于已经发生心脑血管疾病的患者，心血管康复是非常重要的环节。通过康复计划，患者可以学习预防心脑血管疾病的方法，改善生活方式，提高生活质量。

调整生活方式，远离斑块

除了这些，在生活中我们要做到以下几点。

1. 注意健康生活方式

积极的生活方式可以帮助减缓颈动脉斑块的形成和进展，比如保持健康的饮食习惯，摄入足够的水果、蔬菜和全谷物，限制高脂肪和高胆固醇食物。规律的运动也是至关重要的，有助于控制体重、降低血压和改善心血管健康。

2. 控制危险因素

积极控制一些危险因素，如高血压、高胆固醇、糖尿病和肥胖等，有助于减少颈动脉斑块的形成和发展。应定期测量血压、血脂和血糖水平，并遵循医生的建议进行治疗和管理。

3. 戒烟

吸烟是颈动脉斑块形成和脑卒中发作的重要危险因素。戒烟可以显著降低颈动脉斑块和心血管事件的风险，因此如果吸烟，请尽快戒烟。

4. 定期检查

定期进行颈动脉超声检查可以帮助及时发现颈动脉斑块的存在和进展。从而及早发现并采取措施，以减少脑卒中和其他心脑血管疾病的风险。

5. 遵循医生建议

如果已经被诊断患有颈动脉斑块，务必遵循医生的建议进行治疗和管理。医生可能会建议采取药物治疗、改变生活方式或进行手术干预，以帮助控制颈动脉斑块并降低相关风险。

综上所述，正确对待颈动脉斑块意味着应采取积极的生活方式、控制危险因素、戒烟、定期检查，并遵循医生的建议进行治疗和管理。通过这些措施，就可以降低颈动脉斑块和其他心脑血管疾病的风险。

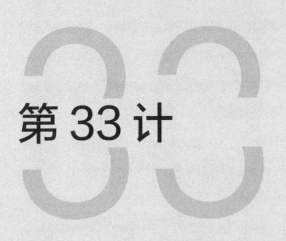

第33计

关闭"小闹钟"，改善脑供血不足

脑供血不足时我们会经常头晕，就像脑袋里住了一只"小闹钟"，时不时就"嘀嗒"一下向我们发出提醒："喂，我这里可能有点问题哦！"其实，脑供血不足就像我们的大脑在玩"饥饿游戏"，没有足够的"燃料"了。

哎呀，
我的头好晕！

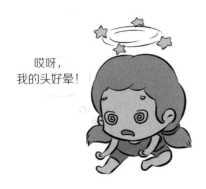

认识脑供血不足

脑供血不足的原因多种多样，可能与动脉硬化、动脉狭窄、颈动脉斑块、心血管疾病等有关。此外，一些因素如高血压、高血糖、高胆固醇、吸烟、饮酒过度、缺乏运动、不健康的饮食习惯等也可能增加脑供血不足的风险。

脑供血不足可能表现为头晕、头痛、眩晕、视觉模糊、恶心、呕吐、听力下降、记忆力减退、思维迟钝、步态不稳等症状。在严重的情况下，还可能引发昏迷、抽搐等症状，甚至导致脑卒中。

预防脑供血不足的关键在于保持健康的生活方式，包括保持适当的体重、均衡的饮食、适度的运动、戒烟戒酒，保持血压、血糖和血脂水平正常等。此外，及时治疗高血压、糖尿病和其他慢性疾病，定期进行体检和检查也是预防脑供血不足的重要措施。如果出现脑供血不足的症状，应及时就医，接受专业医生的评估和治疗。

常见的头晕原因

头晕是一种常见的不适感，除了脑供血不足，还可能由多种因素引起。以下是一些可能导致头晕的常见原因。

1. 内耳问题

内耳问题是导致头晕的常见原因之一。内耳是人体平衡感觉的主要器官之一，负责监测头部姿势的变化和头部运动。内耳问题可能导致头晕的几种常见情况包括以下几种。

（1）良性阵发性位置性眩晕：这是最常见的内耳问题之一，其特征是在改变头部位置时出现短暂的眩晕感，通常由于内耳中微小的钙结晶脱落并进入半规管引起。

（2）前庭神经炎：指内耳前庭神经的感染或炎症，通常由于病毒感染引起。患者可能出现持续性的眩晕、头晕和不稳定感。

（3）迷路炎：这是内耳迷路部分的感染或炎症，常见于耳朵感染或上呼吸道感染后。患者可能出现眩晕、耳鸣和听力下降等症状。

（4）内耳结构异常：内耳结构的异常，如迷路畸形或发育异常，可能导致平衡感觉受损，从而引起头晕。

内耳问题引起的头晕通常表现为旋转感、眩晕感或不稳定感，尤其在头部位置改变时更加明显。这些症状可能会影响患者的日常生活和活动能力，如果患有持续性或频繁的头晕症状，建议及时就医，接受专业的诊断和治疗。

2. 血压问题

血压突然升高或降低，如直立性低血压或高血压危象，均可引起头晕。

3. 心血管问题

心律不齐、心脏瓣膜问题、心肌炎等心血管问题可能导致头晕。

4. 贫血

缺乏足够的血红蛋白或红细胞可导致贫血，缺氧可能导致头晕。

5. 低血糖

血糖水平过低可能导致头晕、虚弱和出汗。

6. 药物不良反应

一些药物如抗高血压药、抗抑郁药、镇静剂等，可能引起头晕。

7. 焦虑和紧张

情绪问题如焦虑、紧张、恐惧或悲伤可能引起头晕。

8. 颈椎问题

颈椎问题如颈椎病变、颈椎间盘突出等可能压迫神经，导致头晕。

9. 过度劳累

长时间站立或坐卧不宁、过度疲劳、睡眠不足等都可能引起头晕。

10. 内分泌问题

甲状腺功能亢进或功能减退、垂体问题等内分泌问题也可能导致头晕。

11. 中耳感染

中耳感染、迷路炎等耳部感染也可能导致头晕。

12. 其他原因

晕车、晕船、空腹、头部受伤、眼睛问题等也可能引起头晕。

综上所述，头晕是一种症状，可能由多种原因引起。如果头晕持续或频繁发生，建议及时就医进行检查和治疗。医生可能会根据患者的症状和检查结果，制定合适的治疗方案，以减轻症状并改善患者的生活质量。

第33计 关闭『小闹钟』，改善脑供血不足

第 34 计

癫痫知多少

癫痫又被称为"羊角风"或"羊癫风"，是一种由大脑神经元异常放电引起的短暂性脑功能障碍。当这些神经元"不按套路出牌"，大脑就会突然之间"嗨"起来。患者可能会突然失去意识，四肢抽搐，甚至还会口吐白沫，看起来就像"过电"了一样。

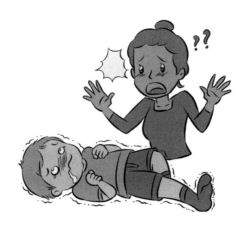

癫痫发作会有哪些表现

癫痫是一种常见的神经系统疾病，其特征是反复发作的突然的、暂时性的脑功能失调。癫痫发作是由大脑神经元异常放电引起的突然异常电活动所致，是一种神经系统异常引起的疾病，其临床表现可以多种多样，让我们一起来了解一下。

1. 局灶性或全身性发作

癫痫可能以多种形式出现。部分癫痫发作可能只涉及某个身体部位，如手指或嘴唇的抽搐，称为局灶性发作；全身性发作则可能表现为全身肌肉的抽搐、意识丧失、口吐白沫等。

2. 意识丧失

在某些类型的癫痫发作中，患者可能会突然丧失意识，甚至昏倒。这种情况下，患者可能不会对周围发生的事情有任何记忆或意识。

3. 情感变化

癫痫发作可能伴随着情感变化，如情绪波动、焦虑、恐惧或愤怒等。这些情感变化可能在发作前或发作期间出现。

4. 感觉异常

在一些癫痫发作中，患者可能会体会到异常的感觉，如奇怪的气味、味道或声音，或者出现异常的视觉体验，如闪光、模糊或幻觉等。

5. 运动障碍

除了肢体抽搐外，癫痫发作还可能导致运动障碍，如不自主的姿势或动作，以及肌肉的僵硬或无法控制。

6. 自动性行为

在某些情况下，癫痫发作可能导致患者表现出自动性行为，他们可能会做出一些奇怪的动作或举动，但对此并没有意识。

7. 语言障碍

在部分癫痫发作中，患者可能会出现语言障碍，如说话困难、语言不连贯或无法理解他人的话语含义等。

总的来说，癫痫的临床表现多种多样，取决于发作的类型、频率和严重程度。及时识别并控制癫痫发作是非常重要的，可以通过合适的药物治疗和生活方式管理来减少发作频率，提高患者的生活质量。

哪些因素会引起癫痫发作

虽然癫痫的确切原因还不完全清楚，但一些常见的诱因可能会引起癫痫发作，让我们一起了解一下。

1. 药物和酒精

某些药物和酒精可能是癫痫发作的常见诱因。特定的药物，如抗精神病药物、抗抑郁药物和某些非处方药，可能增加癫痫发作的风险。酒精和毒品也可能对癫痫患者的神经系统产生不良影响，导致发作。

2. 压力和情绪

压力和情绪变化可能会触发癫痫发作。情绪紧张、焦虑、激动或抑郁可能会导致大脑神经元的异常放电，从而引起癫痫发作。

3. 睡眠不足

睡眠对于保持大脑神经元的健康和正常功能至关重要。睡眠不足可能会导致神经元过度兴奋或不稳定，增加癫痫发作的风险。

4. 过度劳累

长时间的工作或学习压力大、疲劳过度可能会使大脑神经元处于亢奋状态，增加发作的可能性。

5. 感官刺激

某些特定的感官刺激，如强光、刺耳的声音或闪烁的光线，可能会触发癫痫发作。这就是为什么有些癫痫患者在看电视或玩电子游戏时需要特别小心的原因。

6. 激素变化

女性在经期、怀孕和更年期等生理周期内，激素水平的变化可能会影响大脑神经元的活动，增加发作的风险。

7. 其他因素

其他因素，如遗传、脑部损伤或异常、代谢紊乱和感染等，也可能导致癫痫发作的发生。

因此，对于癫痫患者来说，避免这些诱因是非常重要的。通过合理的药物治疗、规律的生活作息、健康的饮食习惯和有效的应对压力的方法，可以帮助患者控制癫痫发作的频率和严重程度，提高生活质量。

确诊癫痫需要做哪些检查

癫痫的诊断通常依靠详细的病史、神经系统检查和神经电生理检查（如脑电图）。医生还可能会进行其他影像学检查，如磁共振扫描，以排除其他潜在的神经系统疾病。

如何治疗癫痫

癫痫的治疗主要包括药物治疗、手术治疗和其他辅助治疗手段。

1. 药物治疗

药物治疗是控制癫痫发作最常见和有效的方法之一。常用的抗癫痫药物包括苯妥英钠、卡马西平、丙戊酸钠等。这些药物通过调节神经元的兴奋性，减少异常放电的频率和强度，从而控制癫痫发作。

2. 手术治疗

对于药物治疗无效或不能耐受的患者，可选择手术治疗。手术的方式包括癫痫灶切除术、癫痫灶刺激术等，目的是通过切除或刺激特定区域，减少或阻断异常放电的传播，从而达到控制癫痫发作的效果。

3. 神经调节器

神经调节器是一种可以植入体内的装置，可以通过电刺激或药物释放等方式调节神经元的活动，从而减少癫痫发作的频率和严重程度。常见的神经调节器包括脑起搏器和癫痫神经调节器。

4. 饮食疗法

饮食疗法是一种通过调整饮食结构，减少引发癫痫发作的因素，从而达到控制癫痫的目的。常见的饮食疗法包括低碳水化合物饮食、生酮饮食等。

5. 行为疗法

行为疗法主要包括生活方式管理、心理疏导、认知行为疗法等，通过改变患者的行为和思维方式，减少癫痫发作的触发因素，提高患者的生活质量。

癫痫的治疗需要综合考虑患者的具体情况和病情严重程度，制定个体化治疗方案。患者在接受治疗过程中应密切配合医生的指导，定期复诊，并注意避免可能引发癫痫发作的因素，以提高治疗效果。

大多数癫痫患者可以通过适当的治疗和管理措施控制癫痫发作，并且可以过上正常的生活。然而，对于一些难治性癫痫患者，发作控制可能更加困难，需要长期的治疗和监护。

手抖就是帕金森病吗？这个误解太深了！

手抖，这个动作看起来就像是手里握着一台不停震动的小电机，会让人忍不住想："我是不是得了帕金森病？"别急，手抖并不一定就是帕金森病的"专属动作"。

帕金森病是一种慢性进行性神经系统疾病，会让大脑和身体之间的沟通出现一点小障碍，主要特征是大脑中的多巴胺神经元退化，导致运动功能障碍和其他一系列症状。这种疾病通常在中老年人群体中发生，但也可罕见地在年轻人群体中出现。

帕金森病有哪些表现

1. 静止性震颤（静止性颤抖）

这是帕金森病典型的症状之一，通常表现为手部、手指或脚部的持续性微小震颤，静止时更为明显。

2. 肌肉僵硬

帕金森病会导致肌肉僵硬，使运动变得困难和缓慢，甚至影响日常活动。

3. 运动缓慢

患者的动作会变得缓慢，步态可能变成小步快走或拖着脚走。

4. 姿势不稳

患者可能出现平衡问题，容易跌倒。

5. 其他症状

包括面部表情呆板、说话变得模糊或不清晰、睡眠障碍、认知功能下降等。

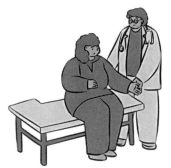

平衡和姿势障碍

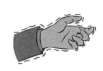

静止性震颤

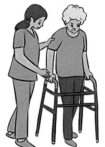

肌强直（僵硬）

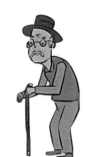

运动迟缓

为什么会得帕金森病

帕金森病的确切患病原因尚不明确，但可能与环境因素、遗传因素和神经化学变化有关。多巴胺神经元的退化被认为是该疾病的主要原因之一。

如何治疗帕金森病

目前尚无治愈帕金森病的方法，但可通过药物治疗、手术治疗和康复治疗来缓解症状和改善生活质量。药物治疗通常包括增加多巴胺水平的药物，以帮助恢复运动功能。手术治疗包括深部脑刺激术等手术方法，用于控制运动症状。康复治疗包括物理治疗、语言治疗和职业治疗，旨在提高患者的身体功能和生活质量。

由于帕金森病的确切原因尚不清楚，目前尚无特定的预防方法。然而，保持健康的生活方式，如适度运动、均衡饮食和规律作息，可能有助于减少患病风险。

是什么导致了手抖

除了帕金森病，手抖也可能是其他原因引起的，例如焦虑、紧张、药物不良反应、低血糖、甲状腺问题、震颤性疾病等。因此，单凭手抖并不能确诊为帕金森病，需要结合其他症状和医学检查来进行综合评估和诊断。以下是一些常见的可能导致手抖的原因。

1.药物的不良反应

某些药物，如抗抑郁药、抗精神病药物、治疗甲状腺问题的药物和某些哮喘药等，都可能引起手抖。

2.焦虑和紧张

紧张和焦虑可能导致手抖，这种情况通常称为情绪性或功能性震颤。

3. 酗酒或突然戒酒

长期酗酒或突然停止酒精摄入可能导致手抖，这种情况通常称为酒精性震颤。

4. 甲状腺问题

甲状腺功能亢进或甲状腺功能减退都可能导致手抖。

5. 低血糖

低血糖可能导致手抖，特别是对于糖尿病患者或服用胰岛素的患者。

6. 神经系统疾病

除了帕金森病外，其他神经系统疾病，如多发性硬化症、脑卒中、颞叶癫痫和脑震荡等，也可能导致手抖。

7. 震颤性共济失调

这是一种遗传性神经系统疾病，表现为进行性的手部和其他部位的震颤。

8. 咖啡因过量

过度摄入咖啡因可能导致手抖，尤其是对于对咖啡因敏感的人。

9. 营养不良

缺乏某些营养素，如维生素 B_{12} 和镁，可能会导致手抖。

10. 老年性震颤

这是一种常见的老年人神经系统问题，通常表现为手部震颤。

总的来说，手抖可能是多种原因的结果，如果持续加重或影响到日常生活，应尽早咨询医生以获取专业建议和治疗。手抖的同时如有其他异常，建议及时就医，接受专业医生的评估和诊断，以确定病因并采取适当的治疗措施。

第 36 计

拿走大脑中的"小锤子"

老李经常头痛，总感觉脑子里像是有个"小锤子"在不停地敲打。
他忍不住想："哎呀，我的脑子里是不是长了什么奇怪的东西？"

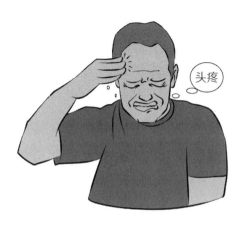

头疼

别害怕，头痛并不一定是脑子里长了什么奇怪的东西，它可能是由很多原因引起的。比如，晚上没睡好觉，大脑向你抗议；压力太大，大脑对你"哭诉"。此外，眼睛疲劳、鼻窦炎，甚至牙齿问题都会引起头痛。

你的头痛是哪种

头痛通常分为器质性头痛和功能性头痛两种，其区别主要在于引起头痛的原因和特点。

1. 器质性头痛

器质性头痛是由头部组织或结构的异常引起的头痛，如颅内肿瘤、颅内出血、脑血管畸形、颅内感染等。其特点是通常持续较长时间，且常伴有其他症状，如恶心、呕吐、视觉异常、感觉异常或神经系统异常。头痛可能随着时间的推移逐渐加重，并且常规止痛药无法缓解。

2. 功能性头痛

由生活方式、环境因素、情绪压力或其他非器质性原因引起的头痛，如紧张性头痛、偏头痛、群集性头痛等。这种类型的头痛通常是暂时的，持续时间较短，并且通常没有明显的器质性异常。头痛可能是周期性的，出现频率不一，且可能受外部刺激或诱因的影响。

找到原因，缓解头痛

器质性头痛和功能性头痛的常见原因不同，下面是它们的主要区别。

1. 器质性头痛的常见原因

（1）颅内病变：颅内肿瘤、脑出血、脑血管畸形、脑膜炎等颅内异常都可能导致器质性头痛。

（2）脑损伤：头部外伤、脑部手术、脑膜炎等导致的脑损伤也可能引起头痛。

（3）感染：脑膜炎、脑炎、脑脓肿等颅内感染也是器质性头痛的原因之一。

2. 功能性头痛的常见原因

（1）偏头痛：功能性头痛的最常见类型之一，可能与遗传、神经化学异常、血管扩张和收缩等因素有关。

（2）紧张性头痛：常常与生活压力、紧张和焦虑有关，肌肉紧张和姿势不正确可能是其诱因之一。

（3）群集性头痛：这种头痛可能与神经系统的异常活动有关，发作时通常伴随有剧烈的疼痛，但具体原因尚不清楚。

（4）颈部问题：颈椎问题、颈部肌肉紧张或颈部姿势不正确可能导致头痛。

（5）眼睛问题：视力问题、眼睛疲劳或视觉紧张可能引起头痛。

（6）药物不良反应：某些药物可能引起头痛，特别是在剂量较大或长期使用时。

（7）饮食因素：某些食物或某种成分，如咖啡因、红酒、巧克力、防腐剂等可能引发头痛。

（8）气候变化：天气变化、气压变化或气候突变可能导致头痛。

（9）生理因素：生理周期（如月经期间）、缺乏充足睡眠、饥饿或脱水可能导致头痛。

总的来说，器质性头痛通常是由颅内异常或脑部病变引起的，而功能性头痛则主要是由生活方式、环境因素和个体特征等非器质性因素导致的。如果经常出现头痛或有其他不适，建议及时就医进行检查和诊断。